A Alma dos Nossos Filhos

Saundra Cortese

A Alma dos Nossos Filhos

LIÇÕES DE AMOR
PARA VOCÊ CRIAR SEUS FILHOS

Tradução
DENISE DE C. ROCHA DELELA

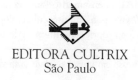

EDITORA CULTRIX
São Paulo

Título do original
The Souls of Our Children
Lessons of Love and Guidance

Copyright © 1997 by Saundra Cortese.

Publicado mediante acordo com Harper San Francisco,
uma divisão da HarperCollins Publishers, Inc.

Todos os direitos reservados. Este livro ou parte dele não pode ser
usado ou reproduzido sem permissão por escrito, exceto nos casos
de trechos curtos citados em resenhas críticas ou artigos de revistas.

Edição	Ano
1-2-3-4-5-6-7-8-9	99-00-01-02-03

Direitos de tradução para o Brasil
adquiridos com exclusividade pela
EDITORA CULTRIX LTDA.
Rua Dr. Mário Vicente, 374 — 04270-000 — São Paulo, SP
Fone: 272-1399 — Fax: 272-4770
E-MAIL: pensamento@snet.com.br
http://www.pensamento-cultrix.com.br
que se reserva a propriedade literária desta tradução.

Impresso em nossas oficinas gráficas.

Sumário

Agradecimentos 9

Antes de Você Ler Este Livro 11

Um   Assim Começa a Jornada: A Mãe 23

Dois   Na Gentileza Repousa a Verdadeira Força: O Pai 43

Três   A Chegada do Bebê 59

Quatro Os Irmãos 71

Cinco   A Comunicação 85

Seis   O Estado de Graça Proporcionado pela Disciplina...... 101

Sete   Criar os Filhos sem o Parceiro 113

Oito   A Alegria de Brincar 125

Nove   A Parceria 135

*Para Maximo David Cortese
e para a alma de todas as nossas crianças*

AGRADECIMENTOS

Obrigada, Maximo, por me escolher como seu portal. Eu aceitei de coração cada passo da nossa jornada em comum e espero continuar a viver sempre ao seu lado. Eu amo você, filho.

Obrigada, Oprah Winfrey, pelo tempo que passamos juntas, em que você me deu, com seu carinho, o estímulo e o apoio de que eu precisava para escrever este livro.

Obrigada, Michael, meu marido, por ser uma das maiores lições de amor que eu tive nesta vida e por ter, comigo, concebido Maximo, para preencher a nossa vida.

Obrigada, Seth e Sara, por serem meus sobrinhos. Obrigada, Sara, por me amar e me ensinar que ouvir e amar são às vezes tudo de que precisamos. Obrigada, Seth, pelo seu cavalheirismo e pelo amor incondicional que você sempre me deu. Você, Sara e Maximo têm me ensinado muito sobre a alma das nossas crianças.

Eu também quero agradecer a todos os metafísicos, espiritualistas e amigos maravilhosos que têm me ajudado a passar da dor para a alegria, inspirando harmonia e liberdade à minha alma.

Agradeço a Geoff Bullens por me ajudar com a conversão do texto manuscrito para o texto datilografado.

Agradeço a Barbara Moulton por ser minha professora e amiga — e por sua sensibilidade e boa vontade em me manter no caminho. Obrigada, Lisa Bach, por suas excelentes sugestões editoriais e por acompanhar a preparação deste livro até suas etapas finais.

E para meu irmão espiritual — que além de ser, ele mesmo, um escritor extraordinário, é também um homem sensível, divertido e humano, e foi quem me ajudou com a redação final deste livro inspiracional — Guy Kettelhack: obrigada, meu caro amigo. Trabalhar com você é sempre uma alegria.

Saundra Cortese

Antes de Você Ler Este Livro...

Uma das maiores aventuras que eu já empreendi foi algo que nunca esteve nos meus planos: a maternidade. Por anos eu nunca pensei em ter filhos. Para falar a verdade, sempre me avisaram para não ter filhos. Minha mãe, ao lembrar da terrível depressão pós-parto por que passou quando eu nasci, disse-me: "Você é muito parecida comigo, por isso acho bom você tomar cuidado." Como era uma mulher profundamente intuitiva, minha mãe estava com receio da sua própria força interior. O fato de ter filhos inundou-a com sentimentos com os quais ela se achava totalmente incapaz de lidar. Sua reação foi se fechar. Ela sabia que eu também tinha esse poder intuitivo, essa sensibilidade, mas o que ela não podia imaginar é que esse poder era tudo menos algo negativo. Por ser uma mulher de grande beleza, ela tentou se concentrar nas aparências e esquivou-se de todas as outras coisas que exigissem sua atenção. Ela também sofria de uma grave agorafobia — o medo de espaços abertos, de estradas, de grandes lojas e de viagens —, além de não suportar ficar sozinha. O mundo era um lugar assustador para a minha mãe, e o fato de ter filhos forçou-a a entrar nesse mundo muito mais do que ela estava preparada para aceitar. Ela não conseguia ver sua força interior como uma dádiva, mas como um fardo. E estava certa de que eu reagiria da mesma forma.

O aviso de minha mãe acerca de ter filhos me transmitiu uma mensagem profunda. Não importava que bastasse eu ver uma criança para meu coração bater mais forte. Não importava que eu tratasse os filhos de minha irmã com tanto amor e alegria como se fossem meus. Quando surgiu a perspectiva de *eu* ser mãe, eu a descartei. Eu estava convencida de que a minha mãe estava certa. A maternidade não era para mim; eu não fora talhada para isso. Eu tinha medo de me sentir sufocada pelo resto da vida. Tinha medo de encarar essa criança como um fardo, não como uma dádiva, assim como acontecera com a minha mãe.

Assim, concentrei todas as energias na minha carreira. Tornei-me uma profissional bem-sucedida num campo extremamente competitivo, trabalhando no distrito comercial de Manhattan, viajando o mundo todo, ganhando razoavelmente bem. Desistir da minha carreira em favor da maternidade não estava nos meus planos, não só por causa do aviso de minha mãe, mas do que eu podia observar com relação a tantos pais, que pareciam, na maioria dos casos, presos numa luta de poder com os filhos, na tentativa de moldá-los, mudá-los, dominá-los. As experiências pelas quais eu tinha passado, na infância, com relação aos pais, e aquelas que eu tinha testemunhado, na idade adulta, nunca combinaram com o meu jeito de pensar — estou falando dessa idéia de controlar a vontade e a alma de outra pessoa. Eu tinha lutado muito contra o comportamento ditatorial de meus pais: não queria me tornar uma ditadora igual a eles. Eu sabia que o controle dos pais acaba reprimindo a individualidade; a alma que é coagida e dominada fica limitada. Eu não queria cair mais uma vez naquela armadilha, contra a qual eu tinha lutado tanto — a armadilha que, como mãe, eu não tinha certeza de que poderia evitar. Eu não queria ser como a minha mãe.

Mas então, com quase quarenta anos — a idade em que a maioria das mulheres já criou seus filhos e está começando uma carreira no mundo dos negócios —, eu decidi engravidar. Por que mudei de idéia?

Por muitas razões. Por algum tempo, eu andei explorando o meu lado espiritual; e consultando alguns mestres espirituais. Uma vez, um médium de Barcelona, chamado Santiago, disse-me que via meu filho vindo ao mundo com um pão debaixo do braço — sinal de que a criança era abençoada. Esse pensamento nunca me saiu da cabeça e do coração. Também consultei Sharon Klingler, uma especialista em metafísica — esse termo vem do grego e significa "além do físico", o que a clarividência dela certamente era e é. Sharon, que era taróloga, falou-me, em numerosas leituras, sobre a energia de uma pequena alma tentando vir ao mundo por meu intermédio. Ela afirmou que era uma criança afável, saudável, feliz — e pronta para reencarnar. Então, uma grande amiga minha, Jacqueline, que por quatro anos não conseguia engravidar, finalmente teve um filho — seguido rapidamente por mais dois. "Eu faria qualquer coisa para você ter filhos", ela me disse. O brilho dos seus olhos convenceram-me de que aquela experiência transformara a vida dela. Uma das pessoas que mais me ajudou a mudar minha opinião sobre ter filhos foi outra amiga querida, Marilyn. Ela decidiu engravidar mesmo sem ser casada ou ter um relacionamento estável com o pai da criança. Sua gravidez foi maravilhosa, e ela é uma mãe maravilhosa — um grande exemplo, muito positivo, de mãe solteira. Por serem mães jovens, Jacqueline e Marilyn deram-me muito apoio e ajudaram-me a "cruzar a linha de chegada", com todo o seu amor. Hoje nossos filhos são grandes amigos, assim como nós. A filha de Marilyn, Zoë, nasceu inclusive no mesmo mês e no mesmo dia que Maximo, meu filho, com um ano de diferença — o que, na minha opinião, não é uma mera coincidência. Foi como se Marilyn tivesse acenado para mim, fazendo um convite para que eu me tornasse a porta de entrada para uma criança — para uma alma — com a qual sua própria filha se encontraria, brincaria e cresceria neste mundo.

Quando encontrei Michael, meu marido, primeiro nos tornamos amigos. Ironicamente, ele era um ex-namorado de Marilyn, e nós três nos dávamos muito bem. A princípio, nada me dizia que Michael e eu acabaríamos nos casando; nosso relacionamento só aos poucos foi se tornando mais romântico. No entanto, lentamente, com uma força que crescia a cada dia, percebemos que queríamos ficar juntos, não só como amigos, mas como parceiros na vida. O afeto e a confiança que cresciam entre nós, ao lado de muitas lições difíceis sobre intimidade e sobre como crescer como indivíduos no contexto do relacionamento a dois, atingiram um ponto em que nos sentimos prontos para conceber e dar à luz Maximo.

Maximo, porém, só nasceu depois de muita luta. Como se eu ainda estivesse amarrada à mensagem negativa de minha mãe, minhas primeiras tentativas de engravidar não deram resultado. Pelo fato de ter meditado muito acerca da minha espiritualidade e me aprofundado com relação a esse assunto, eu comecei a perceber que a alma do meu filho já estava há algum tempo tentando me alcançar, encarnar por meu intermédio, nascer neste mundo. Eu agora sei que ele não poderia nascer até que eu estivesse pronta para ele — tanto física quanto espiritualmente. Michael também tinha que enfrentar seu medo de se tornar pai. Sua infância fora problemática, e ele temia a responsabilidade de ter um filho. Minhas tentativas frustradas pareciam indicar que eu ainda não estava totalmente pronta para a dádiva de ter um filho.

Maximo foi paciente. O último aborto natural por que passei antes de ele nascer deixou Michael e eu mais arrasados do que nunca — e nos fez perceber não só o fato de que nós *realmente* queríamos ter um filho, mas que finalmente estávamos prontos para ter esse filho. Quando engravidei, sob as ordens expressas do médico de passar quase todo o período da gravidez de cama, fiquei apavorada com a idéia de perder a oportunidade preciosa de conhecer essa alma que parecia querer tanto se unir a nós. Finalmente ocorreu certa receptividade espiritual: Maximo conseguiu nascer. Foi um parto difícil; o médico que me atendeu não procedeu da forma correta e a minha recuperação foi longa e dolorosa. Era como se Maximo e eu tivéssemos de transpor muitos obstáculos para que ele pudesse vir ao mundo. Mas assim como superei a negatividade de minha mãe, aprendendo que eu podia canalizar a minha força de modo positivo, superei também — com a ajuda de Maximo e de Michael — a dor de dar à luz. No fim das contas, todo aquele sofrimento fez com que a chegada de Maximo fosse ainda mais alegre e triunfante: nós dois atravessamos o inferno para chegar ao céu, para finalmente nos encontrarmos aqui, neste mundo.

Perceber que havia um *pacto* entre Maximo, Michael e eu foi uma das minhas maiores lições espirituais: a preparação para a chegada de Maximo revelou-me, sem sombra de dúvida, que a alma do bebê que crescia na minha barriga havia buscado por mim. Ele queria que eu fosse mãe dele e queria Michael como pai. De alguma forma, eu sabia que nós tínhamos concordado em unir os nossos caminhos; tínhamos *escolhido* um ao outro. Eu também percebia a clara mensagem, cada vez mais forte à medida que passava o período da gestação, de que eu estava fazendo parte de um milagre que não só me daria a criança que Michael e eu tanto queríamos, mas também me ensinaria algo para transmitir aos outros. Passei a desenvolver uma nova visão da maternidade, da idéia de cuidar de uma criança — uma visão bem diferente daquela que a minha mãe havia me passado. Era como se a alma que estava chegando por meu intermédio estivesse me dizendo que o fato de ser mãe ou pai de uma criança não precisava ser um fardo. Pelo contrário, era uma dádiva extraordinária. Não precisava ser uma questão de controle. Em vez disso, podia, e precisava, ser um laço de cuidados mútuos — um laço em que pai e filho ensinam um ao outro ao longo desta vida, de modo que ambos possam se desenvolver caso a própria alma assim o queira.

Eu disse que conhecia alguns detalhes de ordem espiritual com relação a Maximo — que Michael, Maximo e eu tínhamos feito um pacto no nível da alma, que o tínhamos escolhido para ser nosso filho e ele tinha nos escolhido como pais. Como eu sabia disso?

É difícil colocar isso em palavras. A fonte da minha certeza espiritual está tão fora dos limites da nossa compreensão quanto Deus. No entanto, quando eu aprendi a confiar na minha intuição espiritual, percebi que essa confiança nunca é vã. A sensação que eu tinha de "saber" algo não era, e não é, restrita a Maximo ou às lições com relação a ter um filho; eu sempre tive um senso espiritual muito forte acerca de todos os fatos e pessoas que fazem parte da minha vida. Espiritualidade é algo que aprendi a desenvolver, embora isso não signifique que um dia eu tenha me proposto fazer isso. No início, era como se essa questão me perseguisse. Eu estava consciente, desde a mais tenra infância, de que meu mundo exterior mascarava um mundo interior, um mundo eterno de maravilhas, de paz e de tranqüilidade, que repousava sob o tumulto do mundo físico.

A alma que se encontra na forma física não escolhe as circunstâncias em que aprenderá as lições desta vida, mas o indivíduo escolhe como lidará com elas.

Nossa mente consciente, nosso eu superior, é muito maior do que podemos compreender, e não é sempre que conseguimos saber a razão das nossas lições. No entanto, se vivermos o momento e confiarmos em nós mesmos, aproveitando cada lição como uma oportunidade, não importando o quanto ela seja difícil, conseguiremos cooperar com nosso eu superior, tomando decisões e atitudes que nos ajudem a passar por essas lições mesmo sem saber por que elas se apresentam.

Minhas lembranças mais remotas do contato com essa espiritualidade latente remontam à época em que eu tinha três anos de idade. Eu me lembro de ter ficado em pé no berço e olhado num espelho. Era como se eu estivesse me reconhecendo pela primeira vez, reconhecendo a forma assumida pela minha alma no mundo, familiarizando-me com ela. Vi meu rosto, minhas mãos e meu corpo, e percebi uma coisa surpreendente: eu *existia* como pessoa. Naqueles momentos de descoberta, também pude perceber que a minha vida tinha um *propósito*. Eu tinha algo a fazer, uma missão a realizar, uma jornada a empreender. Na época eu não sabia que propósito era esse. Ao longo dos anos, no entanto, isso ficou claro. Estou aqui para fazer a minha jornada o mais livremente possível. A vida me oferece uma estrada de grandes aventuras, mesmo que ela seja quase sempre pavimentada com as pedras da dificuldade e da dor. Porém, mesmo com apenas três anos, percebi que eu não tinha apenas a vontade, mas também a determinação de seguir essa aventura para onde quer que ela me levasse. Eu tinha certeza de que dentro de mim havia algo de espiritual em que eu sempre poderia confiar — e que me confortaria, me salvaria e me daria orientação.

A maior alegria foi perceber que eu poderia seguir essa aventura *por mim mesma*. Como não estava sendo amparada por meus pais, foi difícil para mim sentir-me segura ou ter fé em mim mesma. Esse despertar, aos três anos, ensinou-me que eu poderia confiar em algo mais profundo — algo que estava *dentro* de mim — para me guiar. Lentamente, como se eu sentisse essa confiança crescer em meu peito, comecei a me convencer cada vez mais de que nós estamos aqui para empreender nossa jornada livremente, de acordo com os ditames do coração e da alma — e não de acordo com algum esquema qualquer. Essa foi a lição que salvou a minha vida. Meu pai era tão crítico e negativo quanto minha mãe — tão mal preparado para criar um filho quanto ela. Percebi muito cedo que "não havia água no poço" da minha família. Minha irmã mais velha, com raiva por não receber a mesma atenção que recebia quando era a única filha, e contagiada pelo desespero que minha mãe sentiu quando eu nasci, rejeitou-me desde o momento em que cheguei ao mundo.

Tudo isso me instigou a procurar água em outro lugar. Eu a encontrei, primeiro, em mim mesma. E quanto mais eu bebia dessa fonte, mais forte ficava a confiança em mim mesma — e mais crescia a determinação de viver segundo meu próprio coração. Não que não ficassem cicatrizes; eu ainda sinto o impulso de, algumas vezes, impedir que a jornada de Michael ou de Maximo leve-os em direção ao novo. Esses medos são reflexos de outros tempos. O criticismo negativo de meus pais às vezes ainda ecoa na minha cabeça. Mas agora eu sei, assim como descobri aos três anos de idade, que existe uma fonte de força e de sabedoria muito maior do que as limitadas suposições de meus pais. Aprendi em silêncio a me ligar com essa fonte e a voltar ao curso certo, que flui livremente.

Tenho certeza de que todos nós temos acesso a essa fonte, e também sei que precisamos desenvolver urgentemente a capacidade de entrar em contato com nosso eu espiritual, principalmente se optamos por cuidar de uma outra alma. As crianças que trazemos para este mundo precisam de alimento espiritual, além de físico. Elas não podem ser trazidas à vida para depois serem abandonadas, física e emocionalmente. As crianças que nunca receberam amor incondicional e aceitação ficam com grandes marcas. Nós precisamos aprender a amparar e a nutrir a alma das crianças desde o nascimento. Temos de entender a individualidade delas e respeitá-las de igual para igual. Também temos de perceber que não somos melhores ou mais importantes do que as crianças. E elas *merecem* aprender tudo isso também, para que não se tornem almas perdidas, cheias de raiva. A tarefa, como eu já disse, é urgente. Estou convencida de que as pessoas que roubam, estupram, matam — ou que simplesmente pulam de um relacionamento insatisfatório para outro, de um emprego para outro, sem nenhum senso de propósito — nunca conheceram o amor incondicional e a aceitação quando criança. Criar um filho dentro da perspectiva espiritual não é um luxo da Nova Era; é algo que todo pai, toda mãe tem que desenvolver. Todos nós precisamos entender o que isso significa.

Enquanto estiver lendo este livro, pedirei a você para se abster de fazer juízos instantâneos. Pedirei a você para olhar além das suas velhas suposições, para resistir à tentação de tirar conclusões. Pedirei que deixe de lado qualquer crença de que só existe um caminho certo ou errado para se criar um filho. Em outras palavras, pedirei a você que leia este livro com a mente aberta. Nossos filhos representam o futuro e nossa única esperança para a humanidade. Precisamos aprender como fazer deles pessoas saudáveis e felizes, que acreditem na própria alma e sigam seu caminho pessoal. À medida que ler este livro, você começará a ver com mais clareza os padrões negativos da nossa sociedade com relação aos papéis de pai e de mãe — e talvez veja também as suas próprias suposições a esse respeito. Você também aprenderá como se tornar uma alma livre — e como ajudar seus filhos a conseguir o mesmo. Nunca é tarde para isso. O nascimento do seu filho pode representar o seu próprio renascimento. Evidentemente, esse renascimento pode ocorrer em qualquer etapa da vida: as lições e sugestões deste livro ajudarão você a despertar para a força da sua alma, não importa em que estágio da vida você esteja ou quantos anos já tenha o seu filho.

A jornada que você e eu empreenderemos começa com a definição do que significa ser mãe e, em seguida, do que significa ser pai. O capítulo sobre o papel da mãe enfocará principalmente a gravidez, que é o período em que a mãe e o bebê estão mais ligados e, por isso, oferece tantas oportunidades inexploradas de parceria e de comunhão entre a alma da criança e a da mãe. Embora o papel do pai durante a gravidez também seja abordado, o capítulo sobre ele tratará mais da infância dos filhos, período em que o pai costuma desempenhar seu maior papel. O objetivo principal é ajudar você a não só identificar conceitos antigos e inúteis a respeito do papel da mãe e do pai, mas também formar outros novos, mais produtivos e não tão taxativos. Essas novas idéias é que guiarão você e o seu filho rumo à felicidade espiritual.

No capítulo três falarei sobre a chegada do bebê, apresentando especialmente uma idéia de como criar uma atmosfera de proteção e de estímulo para esse novo ser. Oferecerei, então, assim como faço ao longo de todo o livro, sugestões práticas, tiradas da minha própria experiência e da experiência de outros pais, para ajudar você a criar o "ambiente espiritual" mais saudável possível. Todas as sugestões deste livro, embora estejam pautadas na realidade da vida diária, têm o objetivo de ajudar você e seu bebê a cultivar a força espiritual de ambos e a criar um ambiente e circunstâncias que deixem a espiritualidade fluir dentro de vocês. Em muitos casos, para nutrir o espírito é preciso justamente sair do caminho dessa força e deixar que *ela* lhe diga quem ela é e o que quer fazer, e não o contrário.

São estas as idéias básicas em torno das quais gravitaremos ao longo de todo o resto do livro: como lidar com os irmãos, como aproveitar as oportunidades para nos comunicarmos com nossos filhos, como encontrar o "estado de graça" proporcionado pela disciplina, como superar os desafios de criar um filho sozinho, como aprender o valor e o prazer de brincar e a importância da parceria na convivência entre pais e filhos e na aventura da vida. O fato de nos tornarmos parceiros enriquece a nossa jornada: só quando nos tornamos pais — e parceiros do ponto de vista espiritual —, cumprindo um pacto que, a meu ver, foi feito muito antes do nascimento físico, começamos a entender o que significa uma parceria, no aqui e agora, na Terra, por meio da análise das parcerias entre pai e mãe, pais e filhos, e nas muitas relações que cada membro da família estabelece.

Escrever sobre essa parceria é uma das partes mais importantes da minha missão: mostrar que vocês não estão sozinhos na jornada como pais. O seu eu interior e a essência espiritual das outras pessoas são uma fonte infinita de amor que está ao seu alcance. Atentar para o aspecto crucial que representa a parceria não vai apenas melhorar a qualidade de vida da sua família. Também fará por você algo muito mais importante: o ajudará a evitar alguns dos sofrimentos mais dolorosos que os pais, inconscientemente, costumam infligir aos filhos quando vivem com medo — quando não percebem o que Maximo, Michael e minha própria orientação espiritual têm me ensinado: vida é sinônimo de alegria e de liberdade, não de raiva e de medo. Esse avanço em direção ao positivismo, à espiritualidade, fará mais do que melhorar seu relacionamento com os filhos, com o parceiro e com toda a família. Ele criará uma vibração muito maior no seu mundo interior e, conseqüentemente, no mundo a sua volta. Quando a convivência com sua família for muito mais descontraída, positiva e alegre, essa alegria contagiará as outras pessoas. O cultivo da nossa própria espiritualidade tem uma inevitável repercussão no mundo. Nunca foi tão importante deflagrar essa reação positiva em cadeia.

Ser mãe é para mim uma atividade de período integral. Gozo do privilégio (pois eu sei que é um privilégio) de poder ficar em casa e criar meu filho; desisti da minha carreira profissional em favor da carreira de criar Maximo. Tenho certeza de que eu não conseguiria me dedicar a essas duas carreiras ao mesmo tempo e ter sucesso em ambas. Sei, evidentemente, que muitos não têm a possibilidade de fazer essa escolha. O lado financeiro os obriga a fazer sacrifícios em ambos os casos. Se você é uma dessas pessoas que são forçadas a fazer sacrifícios, eu compreendo a sua luta e lhe sou solidária. Espero que este livro sirva como um guia para ajudar você a lidar com todas as exigências da vida. Você precisa encontrar seu próprio caminho, mas o trecho que diz respeito à criação dos filhos pode ser trilhado com muito mais prazer. Os homens, especialmente, merecem solidariedade e consideração: o fato de que, culturalmente, espera-se do pai que ele passe a maior parte do dia fora de casa, "trabalhando", não significa que precisemos lamentar o fato de que, em geral, ele não pode estar, por falta de tempo, tão presente quanto gostaria — ou precisaria — estar.

No entanto, independentemente das circunstâncias que você enfrenta por opção ou necessidade, você pode ter uma consciência mais espiritual dos seus desafios — e, muitas vezes, pode tirar vantagem deles. Este livro lhe dará algumas sugestões, aprendidas a duras penas, sobre como fazer exatamente isso. Nós todos bebemos da fonte da alma de maneiras diferentes; cada um de nós tem uma definição de *espiritualidade*. Mas todos nós temos acesso a esse reino essencial, e este livro pode ajudar você e seus filhos a melhorar o contato com esse reino interior — embora seja você quem o defina ou perceba.

A todos os homens e mulheres que são ou pretendem ser pais, quero revelar o que aprendi sobre como abrir os portais para uma alma. As recompensas são consideráveis: à medida que nós nos ligamos com a força da nossa alma, descobrimos não só o melhor caminho para conquistar a tranquilidade de viver em harmonia com a família, mas também a maneira de fazer essa harmonia abranger o mundo à nossa volta.

Vamos trabalhar juntos para que, pelas mãos de nossos filhos, o século XXI possa ser uma era de paz e de iluminação.

UM

Assim Começa a Jornada: A Mãe

A alma que é livre não precisa ter pressa. Ela não conhece o tempo como nós o conhecemos. Ela não sabe o que são horários ou prazos e por isso espera — anos, décadas, até séculos — antes de escolher um homem e uma mulher para conceber um corpo no qual ela possa empreender sua nova jornada na Terra. Nesse corpo ela permanecerá durante a vida, aprendendo, passando por experiências e distribuindo ensinamentos enquanto faz sua jornada.

Neste capítulo, falaremos sobre as mães — especialmente sobre o conceito de mãe como um portal para a alma. Eu ensinarei como combater a energia negativa ao seu redor enquanto a alma vindoura cresce dentro de você, e também mostrarei que você pode se comunicar muito bem com o bebê, mesmo enquanto ele ainda estiver no seu útero.

Vamos começar esclarecendo o significado de *portal*. Por que estou tão certa de que esse conceito descreve o papel espiritual básico de toda mãe?

Como já mencionei, eu sabia, desde os três anos de idade (quando fiquei de pé no berço e me olhei no espelho), de algo do qual não tinha nenhuma dúvida: que eu estava aqui numa missão — e que a minha vida era uma dádiva cuja finalidade era permitir que eu levasse a termo essa missão. Entendo que, embora meus pais não costumassem expressar amor ou interesse por mim, eles na verdade me deram o maior presente que se pode imaginar: eles me deram a vida. O conceito de portal logo me ocorreu. Não demorei para entender que, por alguma razão, eu tinha escolhido minha mãe para servir como um portal para a minha alma: infeliz como ela estava, infeliz como ela tantas vezes me fez sentir, mesmo assim ela tinha algo a me ensinar, algo que eu precisava aprender — mesmo que eu não tivesse muita certeza de qual era essa lição.

Na idade adulta, tive o privilégio de encontrar neste plano mestres espirituais que me ajudaram a buscar a resposta para essa e para muitas outras questões, e também fizeram com que eu me abrisse para meus próprios guias espirituais: especialmente Santiago e Sharon Klingler, que eu já mencionei, a médium Maya Perez e muitas outras pessoas maravilhosas. Com a ajuda desses mestres, eu passei a ter uma idéia dos pactos espirituais que nós fazemos com nossos pais — para nascer, para aprender várias lições espirituais — e descobri muito mais sobre a alma, o que me proporcionou uma visão da vida muito mais clara e serena.

O papel da mãe como um portal tornou-se extremamente claro. Nossa mãe é a presença física a partir da qual nós crescemos e de cujo corpo nos separamos ao nascer. Temos de passar, literalmente, através dela para entrar na vida física. Mas as mães têm potencial para ser muito mais do que um mero portal físico por onde passam as almas destinadas a viver neste mundo. Como mães, nós precisamos reconhecer que fomos escolhidas por outra alma para ser o portal pelo qual ela chegará ao mundo físico — e que nós também escolhemos trazer ao mundo essa criança, essa alma, em particular. Também precisamos ver que *cada momento* compartilhado com a criança, a partir do instante em que ela passa a existir fisicamente — desde quando está no útero —, proporciona oportunidades para que sejamos um portal para muitas das milhares de novas experiências do bebê. Procurando nos acalmar quando sentimos que a pequena alma precisa de calma, alimentando-nos adequadamente, cuidando do nosso bem-estar físico e emocional, assim nós ajudamos, gentilmente, a estimular e a guiar, com o máximo de conforto, a alma que está no nosso ventre, ao longo de cada etapa do desenvolvimento dela; nós a ajudamos, à medida do possível, a perceber o mundo aqui fora como um lugar acolhedor.

Somos um portal desde o início. Tudo começa quando batemos o olho no resultado do teste caseiro de gravidez, com a cor azul ou rosa (ou um sinal de "mais") indicando "positivo" — ou quando recebemos um telefonema do consultório médico. Então você diz: "Consegui! *Nós* conseguimos! Estou grávida!" É bem provável que você esteja eufórica — mas, pouco depois, você pode ter uma reação diferente: "Oh! Meu Deus!" Você coloca as mãos na barriga e fica apavorada. Eu me lembro desse momento; na verdade, pelo fato de ter passado por vários abortos naturais antes de conseguir dar à luz, eu passei por esse momento mais de uma vez. (Estou convencida de que a alma que veio a se tornar meu filho, Maximo, simplesmente se recusou a desistir: se eu não estava preparada física ou espiritualmente para recebê-lo, ele voltava e tentava de novo!) Eu conheço esse sentimento de ansiedade. O medo das dores do parto. O sentimento esmagador de responsabilidade que a assalta quando você se dá conta de que um *ser humano* cresce dentro da sua barriga, e que o bem-estar dessa criatura depende *totalmente* de você.

Mas o medo pode ser educativo. Ele pode ajudá-la a avaliar os noves meses que terá pela frente. A constatação da enorme responsabilidade que você terá durante a gravidez pode ajudá-la a "pôr ordem na casa" — interior (lado emocional) e exteriormente. Se você sente medo de alguns aspectos da maternidade, é sinal de que, para preparar o seu ninho, você tem de refletir sobre eles. Se a coisa toda lhe parece, antes de mais nada, uma tarefa monumental, volte para o momento presente. Mesmo a tarefa mais monumental pode ser dividida numa série de passos pequenos, simples e possíveis de se realizar. Concentre-se simplesmente no *agora*. Isso a ajudará a definir que passos você poderá dar no presente. Não se preocupe com os passos seguintes.

Aproveitar todos os momentos para tratar abertamente cada novo conflito que surge com relação à maternidade é uma das grandes chaves de que precisamos para descobrir qual a atitude mais saudável a tomar. O filho que você espera cresce e se transforma a cada segundo, e você pode ajudá-lo tomando consciência de cada momento, passando *junto* com ele pelas mudanças que ocorrem ao longo da gestação. Os nove meses que a criança passa dentro do útero podem parecer intermináveis, como se fossem um bloco maciço de tempo, mas perceba que o ser que você está gerando está evoluindo numa velocidade incrível, algo que nunca se repetirá depois que ele nascer. Lembre-se também de que a experiência do crescimento é passageira — medida em segundos, minutos, horas, dias. Note que cada momento conta, que cada segundo é uma aventura importante. Tome consciência do *agora* — e você estará mais a par do milagre do crescimento pelo qual seu bebê está passando.

À medida que o feto cresce e evolui na sua barriga, você começa a sentir a alma dele em torno e dentro de você. Essa sensação pode ser estranha. Às vezes a alma instala-se no útero, outras vezes ela pode adejar e pairar perto de você. Ela nunca vai embora, mas você pode sentir variações na maneira como ela se apresenta. Só quando a gestação está no fim é que a alma passa a maior parte do tempo no corpo.

Como já disse, eu estava consciente da presença de Maximo desde o momento da concepção: ela era tão forte então quanto é agora, um garoto crescido, de cinco anos de idade. Abra-se para essa experiência, aceite o sentimento e a alma se fará presente para você. Você sentirá o calor e a energia vibrante que ela transmite. Eu me comuniquei com a alma de Maximo no dia em que o concebi. Disse a ele: "Conto com você, garoto. Quero que você esteja aqui." Usufrua desse momento em que sente a maternidade. Essa é uma das maneiras mais eficazes de você se comunicar com a *sua própria* alma, não só com a alma do bebê; assim você se liga com um fluxo interior mais forte e profundo. Isso também a ajudará a criar o ambiente espiritual que lhe possibilitará ouvir sua intuição e confiar nela. Comunicar-se com seu filho desde a concepção é uma das melhores formas que eu conheço para ajudá-la a abrir a porta para todo esse reino vital que existe dentro de você.

Os conselhos com relação à gravidez costumam girar em torno da nutrição do corpo, não da alma. Você ouve conselhos acerca da importância de uma boa alimentação e dos cuidados com o corpo, dados por uma multidão de especialistas, em livros, revistas, vídeos e cursos, ou por qualquer profissional dessa área (obstetras, nutricionistas, etc.) que você consultar. Mas esses especialistas só dizem parte do que você precisa saber. É claro, uma boa alimentação e os cuidados com o corpo são essenciais para o desenvolvimento físico do bebê, mas isso só contribui em parte com o crescimento da criança. As informações sobre a saúde emocional e espiritual dos bebês são escassas. Os médicos raramente falam sobre isso; não faz parte da formação deles. Embora a ciência e a tecnologia aplicadas ao bem-estar da gestante tenham progredido enormemente no último século, a filosofia do desenvolvimento espiritual não recebeu praticamente atenção nenhuma. A grande maioria das gestantes sabe muito pouco acerca do ser que elas estão gerando e carregando no ventre. Se esses pequenos seres não receberem alimento espiritual, eles vêm para este mundo sentindo-se perdidos e com muita raiva.

Nos tempos antigos (e atualmente, nas culturas ditas primitivas), a espiritualidade da gestante e do bebê recebia uma grande dose de atenção. Muitas tribos nativas norte-americanas, por exemplo, determinavam o homem e a mulher que formariam o casal levando em consideração, entre outras coisas, o ser espiritual que eles iriam trazer ao mundo. Em inúmeras culturas, os avós eram considerados fontes básicas de sabedoria mundana e espiritual; seu papel era ainda bem mais importante para a criança do que é hoje, na maioria das culturas. Embora essas culturas mais antigas talvez não tivessem conhecimento científico ou inovações tecnológicas sofisticadas, as pessoas eram muito mais sábias do que nós quando o assunto era fazer com que crianças, pais e mães se sentissem espiritualmente realizados.

O pêndulo oscilou muito rápido para o lado da ciência; é preciso que ele ache um ponto de equilíbrio. Sabemos que a criança absorve tudo o que a mãe absorve fisicamente: a alimentação dela tem uma influência direta no feto que cresce em seu útero. Mas o que não percebemos é que o estado emocional e espiritual da mãe exerce uma influência tão grande na criança quanto o estado físico dela. Embora esse componente espiritual não possa ser isolado ou estudado pela ciência (da mesma forma como, digamos, a glicose pode ser detectada no sangue), ele é tão importante quanto os outros. Felizmente, a natureza costuma preencher essa lacuna. Intuitivamente, as mães sabem, em algum nível pelo menos, que o bebê compartilha os pensamentos e sentimentos delas. Mas como a ciência em geral não dá importância à espiritualidade, como se fosse algo supérfluo, nós nunca reconhecemos que essa comunicação entre a mãe e o bebê é fundamental.

O medo de que o reconhecimento do lado espiritual da gravidez e da maternidade possa parecer maluquice ou uma bobagem é algo totalmente infundado. Essa ligação espiritual precisa ser entendida e analisada, não descartada ou ridicularizada. As mães precisam nutrir sua própria alma para que seus filhos possam nutrir livremente a deles. Não existe nenhuma ponte fisiológica que possibilite isso, pois essa ligação não é física nem biológica. O bebê simplesmente sente a energia da alma da mãe. Ignorar esse fato pode trazer más conseqüências — tanto para nós quanto para os nossos filhos. Quantas almas já nascem cheias de raiva porque não receberam o amor de que precisavam desde o início. Elas são um produto da energia negativa que absorveram da mãe e do pai, como se fosse uma substância tóxica. Ao longo da gestação, é extremamente importante que a energia da mãe seja positiva. Felizmente, como eu espero deixar claro neste livro, a energia negativa *pode* ser transmutada, passando a ser positiva. Na verdade, como eu aprendi na mais tenra infância, você pode canalizar a energia de modo positivo no momento em que quiser.

Você pode estar lendo este livro antes de conceber uma criança, durante a gravidez, nos dias que antecedem o parto ou mesmo muito depois de ter dado à luz. Se o seu filho tem agora cinco ou oito anos, isso significa que é muito tarde para você ler sobre essas coisas? O seu filho já foi irremediavelmente prejudicado pela energia negativa?

A resposta é não. As feridas podem ser a fonte de uma grande sabedoria. Você pode aprender com a dor assim como com o prazer; na realidade, a dor geralmente é o que nos traz as revelações mais importantes da vida. Pode ser que você tenha tido um filho quando ainda era muito jovem, o que lhe causou problemas: talvez você simplesmente não fosse madura o suficiente ou ainda não estivesse pronta para ser mãe. Talvez você tenha durante toda a vida cultivado a idéia de que a maior tarefa dos pais é impor regras rigorosas, para "manter a criança na linha". Seu filho pode, em decorrência disso, ser uma criança extremamente tímida ou ser vítima de terríveis ataques de fúria. Talvez só agora você perceba o estrago que fez, embora inconscientemente. Mas você pode aprender a usar outros recursos para dar um novo rumo a sua jornada. Nunca é tarde. Você pode substituir a raiva e o medo — mesmo quando eles estão profundamente enraizados — por amor e paz de espírito. Você e seus filhos, para crescer emocionalmente, talvez precisem passar por uma fase difícil, mas vocês *podem* aprender a viver com amor, e não com medo. As feridas podem deixar cicatrizes — mas também podem curar.

Eu sei disso porque tenho as minhas próprias feridas. Eu certamente conheço os efeitos da energia negativa. Como já disse, minha mãe era, em razão do próprio sofrimento dela e dos bloqueios que tinha, incapaz de me dar muito carinho. Ela era uma mulher de ótima aparência, esperta e intuitiva — mas estava obcecada pelo próprio corpo. Meu pai em geral estava mais preocupado com as necessidades da mãe dele, sempre tentando fazê-la feliz. Isso, infelizmente, fez com que ele e minha mãe não soubessem mais o que era companheirismo. Por isso, existia um buraco negro onde deveria existir aceitação espiritual e amor incondicional: nesse sentido tanto meu pai quanto minha mãe eram ausentes. Eu, de alguma forma, tive a sorte de perceber muito cedo que essa energia negativa não me fazia nenhum bem. Mais do que isso, ela não correspondia à verdade; era, isto sim, a distorção da verdade. O fluxo ao qual eu *gostaria* de dar vazão era cheio de alegria e de liberdade, e não de raiva ou terror.

Portanto, eu saí em busca de outras fontes de energia positiva. Duas delas, especialmente, salvaram a minha vida. Uma era a minha avó — uma mulher de quem poucos gostavam na minha família. Ela tivera uma vida difícil e tratava com rispidez muitos dos meus parentes e amigos. No entanto, ela nunca era ríspida comigo, a caçula da casa. Eu nunca vi nada de negativo em minha avó; só via coisas boas. Agora eu sei que era essa a razão por que ela me tratava com tanto carinho. Ela foi o modelo de mãe (fazia o almoço, certificava-se de que fazíamos a lição de casa) que eu segui ao ter um filho. A sabedoria de minha avó me ajudou nos momentos em que todos os membros da família pareciam ter virado as costas para mim.

Minha outra grande fonte espiritual era o meu cachorro. Eu ganhei um cãozinho que viveu dezessete anos e me ensinou tudo o que eu sei sobre o amor incondicional. Quando recebemos amor incondicional, aprendemos a dá-lo. Eu amava o meu cão tanto quanto ele me amava. Ele ajudou a salvar a minha vida. Mas a experiência de receber amor do meu cachorro e da minha avó me ensinou uma outra lição, mais genérica: a certeza de que eu tinha o dom da amabilidade e da paciência. E foi isso que me fez perceber a diferença entre ambientes bons e ruins. Com a ajuda do amor, eu descobri que não queria ficar onde estava. Descobri que eu podia — e na infância eu simplesmente *precisava* — encontrar por mim mesma o que não recebi dos meus guardiães: meus pais. Isso de que eu precisava, como já disse, estava, em parte, dentro de mim mesma; em parte, no mundo exterior. A experiência do amor também me ajudou a acreditar que existiam outras pessoas amorosas no mundo, com as quais eu poderia fazer contato. Quem sabe a vida pudesse ser tão maravilhosa lá fora quanto era, algumas vezes, dentro de casa?! O amor que eu sentia pela minha avó e pelo meu cachorro e o que eles sentiam por mim me afetou de tal forma que, mesmo hoje, ele ainda é forte: sempre que vejo animais abandonados ou idosos solitários, o coração me faz me aproximar deles e gastar o tempo que for preciso para garantir que eles estejam bem. Isso criou uma reação em cadeia: transmiti esse desvelo e esse amor incondicional para Maximo, que sente o mesmo pelas pessoas e pelos animais. A história positiva se repete; na verdade, você não pode impedir que esse amor influencie outras pessoas — ele é contagioso.

No entanto, pelo fato de ainda existir muito medo e desconfiança no mundo — gerando histórias infelizes, que também se repetem —, as fontes exteriores de energia positiva não são tão fáceis de se encontrar. Eu tenho constatado que a verdadeira energia positiva é tão rara quanto preciosa. É preciso muita força de vontade e muita persistência para que nos livremos dos grilhões da negatividade. Sei disso porque, por muitos anos, eu mesma tentei me livrar deles (e ainda continuo a travar essa batalha). Mas você precisa quebrar as correntes que costumam nos deixar cegos, senão elas também farão do seu filho um cego. Isso pode significar aprender a amar um animal de estimação, fazer uma nova amizade ou procurar alguém de quem você gosta muito, para retomar uma amizade que sempre fora tão boa. *Isso é importante*. Quando a nossa "carga" é negativa, ela é instantaneamente transferida para nossos filhos. Na verdade, eu acho que ela os afeta desde o momento da concepção. Por isso, a partir do momento que você descobrir que está grávida, procure ver essa gravidez como algo positivo.

Eu sei que, às vezes, é mais fácil falar do que fazer. As emoções "negativas", como a tristeza, a raiva, a depressão e a incerteza — que talvez passem a afligi-la desde o momento que receber a notícia da gravidez, até o momento de o bebê nascer e mesmo depois disso —, estão presentes em todos nós em diferentes graus. Pode ser difícil dissipá-las, pois, em geral, elas fazem parte da bagagem familiar — medos e superstições que nós todos carregamos pela vida. Eu tinha um sonho recorrente, desagradável, durante os primeiros meses da minha gravidez. Nesse sonho, eu empurrava meu filho, numa cadeira de rodas, pelos corredores de um supermercado. No dia-a-dia, eu vivia ansiosa para saber se Maximo seria uma criança saudável — com todos os membros do corpo perfeitos — e, obviamente, o sonho era produto dessa ansiedade. Pelo fato de ter tido uma gravidez tardia (fiquei grávida aos 39 anos), eu estava a par daquelas estatísticas que provavam que eu tinha grande chance de dar à luz uma criança com problemas. Mas em vez de tentar não me preocupar com isso, eu passava a minha ansiedade para a criança que crescia em meu ventre.

Algumas vezes, no entanto, o pequeno ser dentro de mim revidava. Um dia, recebi uma mensagem clara desse serzinho que crescia dia a dia: "Deixa disso!", seu espírito me disse. "Eu estou bem!" Depois desse dia, toda vez que a minha ansiedade voltava, a vozinha do espírito de Maximo soava novamente dentro de mim, pedindo que eu não me preocupasse. Era *ele* que estava me deixando mais calma — assegurando-me de que muitas das minhas preocupações eram infundadas.

Essa não é a única preocupação que você poderá passar para o seu bebê. A realidade é que, durante os nove meses da gravidez, você se sentirá cada vez mais gorda e desajeitada. O medo da mudança, sem mencionar o medo de não ser mais uma mulher atraente. Você precisa mudar a idéia que tem de si mesma. A vida, no processo de renovar a si mesma, nunca pode ser uma coisa feia. Seu corpo recuperará as formas — é possível que fiquem um pouco diferentes, e podem ficar até melhores. A recompensa — por servir como um portal para uma nova alma entrar neste mundo — é mil vezes maior do que as dores e as mudanças necessárias. Faça algo maravilhoso por si mesma e por esse novo espírito: olhe-se no espelho todos os dias e contemple a beleza desse milagre. Dentro de você, uma nova vida está crescendo, e você foi abençoada com o poder de trazê-la ao mundo. Não fique aborrecida com esse processo — mas, nos momentos em que ficar, lembre-se de que você está participando da renovação da vida. Lembre-se de que o incômodo, o medo, a confusão são nuvens passageiras. Volte ao tempo presente. Imagine que você mesma é esse bebê inocente, que cresce no útero, e deslumbre-se com o milagre da vida.

Para prevenir ou "contra-atacar" qualquer sentimento de rejeição e para garantir a saúde espiritual do seu bebê, não deixe de se comunicar muito com ele dia após dia. A ciência certamente nos diz que o cérebro do bebê só se desenvolve depois de um determinado período; no entanto, o espírito não está alojado no cérebro, nem em nenhum outro órgão físico. Fale com a alma do seu bebê; entre em contato com ela. Assim que passar a se comunicar com ela, você começará a respeitar a individualidade dessa criança. Às vezes a energia que ela transmite pode surpreender você. Antes de ficar grávida, eu costumava comer atum freqüentemente, pois adorava. Enquanto esperava Maximo, porém, eu quase não comia esse peixe. Já ouvi muitos casos de mães que, durante a gravidez, passaram a gostar de um determinado alimento que não apreciavam antes ou vice-versa. No entanto, essas mudanças no paladar sempre foram atribuídas a certas flutuações hormonais. Mas não há dúvida de que a primeira vez que Maximo experimentou atum ele já deixou claro que podia muito bem viver sem aquilo. Ele, no entanto, adora rosquinhas — o que eu posso atestar pelas inúmeras vezes em que eu fui subitamente tomada por uma vontade incontrolável de comê-las (todos os dias) enquanto estava grávida!

Deixe que o bebê no seu ventre sinta o seu entusiasmo e felicidade, não só falando sobre isso com as pessoas a sua volta, mas colocando as mãos sobre a barriga e transmitindo seus sentimentos ao ser que está dentro de você. Diga à alma dessa criança o quanto você a ama. Diga o quanto você está ansiosa para assumir a responsabilidade por cuidar dela. Se você se concentrar, mantendo a atenção no momento presente, conseguirá receber a energia de amor dessa pequena alma. Então você poderá responder: "Eu também te amo muito, filho."

Proteger a alma da energia negativa geralmente envolve mudança de hábitos, sacrifícios. Infelizmente, pode significar até, em alguns casos, perder amigos e outras pessoas próximas a você. Isso pode fazer você sofrer e se sentir sozinha. Alguns dos meus amigos não apoiaram a minha decisão de me tornar mãe aos 39 anos; depois de um tempo, quando percebi que eles continuavam com a mesma opinião, eu tive de procurar outras amizades e pessoas que me apoiassem. Como se podia esperar, alguns membros da minha família ignoraram completamente toda a minha gravidez e o nascimento de Maximo. Isso me deixou magoada, mas não me surpreendeu: eles já tinham provado muito antes que eram incapazes de se doar para os outros. Como já mencionei, o médico que acompanhou meu parto não me impediu de sofrer muito durante o nascimento do bebê. Ele não pôs em prática o procedimento habitual usado no parto de mulheres da minha idade e isso fez com que os meus tecidos se rompessem. Além disso, não fez uma sutura apropriada depois do parto. Por isso, continuei sentindo fortes dores muito tempo depois do nascimento de Maximo. Pelo fato de sentir dor, ao mesmo tempo em que as minhas taxas hormonais se reequilibravam, tive receio de passar por uma depressão pós-parto. Minhas amigas me falaram sobre uma erva chamada sépia, que me ajudou muitíssimo. Ela ajudou a regular meus hormônios e por isso eu nunca cheguei a ter depressão pós-parto, como a minha mãe predissera — em nenhum momento. Do ponto de vista espiritual, eu ajudei muito a mim mesma procurando viver cada momento, simplesmente contemplando o meu pequeno Maximo e descobrindo por experiência própria o milagre que ele representava. Eu repetia, vezes sem conta, "Oh, meu Deus, mas que presente eu ganhei!" Eu estava certa de que essa atitude ajudava a minha recuperação, não só física, mas emocional também — eu aprendia a lição mais importante: viva cada momento. Sinta o bebê em seus braços; pare de se preocupar com o passado ou com o futuro; viva o "agora".

Se existe uma experiência que ensina você a "viver o agora", essa experiência é ter um bebê — e cuidar dele. Quando começa a viver o momento presente, você descobre como é importante criar um ambiente harmonioso —- e como você tem de ser cruel às vezes para se ver livre de pessoas ou de circunstâncias que perturbam essa harmonia. Se você está rodeada de pessoas irritadiças ou indiferentes, você e seu filho absorvem a energia negativa delas como uma esponja mergulhada no mar. Confie na sua intuição. Se você se cercar de pessoas saudáveis, positivas, durante a gravidez ou quando estiver com o bebê no colo, sentirá a diferença. Essa influência positiva pode vir de formas totalmente imprevistas. Perto da minha casa de veraneio mora uma senhora que eu só conheço de vista. Durante as temporadas de verão, costumamos acenar uma para outra, mas não temos nenhum outro tipo de contato. Quando ela descobriu que eu estava grávida, no entanto, logo me ofereceu sua amizade, organizou um chá de bebê para mim e dividiu comigo suas próprias experiências como mãe. Às vezes, só o fato de saber que estamos passando pela experiência da maternidade já é suficiente para fazer vir à tona a generosidade das pessoas. Deixe que isso aconteça, que pessoas novas e positivas se aproximem de você. Elas podem vir dos lugares mais surpreendentes. Podem se tornar os melhores amigos que você e seu bebê já tiveram.

Se você perceber que está num ambiente fisicamente nocivo, mas não tiver condições de simplesmente sair dali, tome conta da situação e crie você mesma um ambiente positivo. Se há fumantes por perto, peça para apagarem o cigarro. Diga-lhes por que e, se eles se ofenderem, retire-se do local. A energia negativa do egoísmo deles não vai lhe fazer nenhum bem. Evite ficar em lugares barulhentos ou tumultuados: isso perturbará a alma do bebê que você carrega dentro de si. Fique longe de pessoas sarcásticas, amargas, deprimidas ou cheias de raiva, mesmo que sejam pessoas próximas a você ou membros da família. Lembre-se, desavenças se resolvem com o tempo, mas a alma do seu bebê carregará para sempre as marcas causadas por esse tipo de energia negativa. Ele está indefeso no seu útero, e você é o único escudo que ele tem. Proteger essa alma o tempo todo não é nada fácil, pois você está sempre deparando com barulhos ou cheiros que não pode evitar, ou outras coisas desagradáveis sobre as quais tem pouco controle. Mas se você se empenhar para proporcionar ao seu bebê o maior número possível de experiências positivas, os danos causados por essas influências nocivas serão mínimos.

É inevitável que você encontre aquele tipo de mãe que se compraz em contar com detalhes o quanto ela sofreu na hora do parto. Essa é a versão feminina das histórias de guerra: o triunfo sobre a dor e a angústia. Procure ver o lado engraçado dessas histórias (elas quase sempre são recheadas de humor) e lembre-se de que um nascimento nunca é igual ao outro. Ficar se preocupando com as dores do parto meses antes de enfrentá-las vai tirar todo seu ânimo e gerar energia negativa. Vou repetir: viva cada momento e não tenha medo dessa experiência. A natureza se incumbirá de tudo quando chegar a hora, e o nascimento do seu bebê será um momento inesquecível. Eu não estou fingindo que não existem dificuldades: já contei o quanto sofri quando dei à luz Maximo. Mas apesar de todo sofrimento, o nascimento continua a ser, para mim, algo de uma incrível beleza. Nossa própria vida prova que a dor não é uma coisa insuportável. Mantenha sua mente e seus propósitos firmes e concentre-se no momento presente. Não importa o que acontecer, você suportará, e muito provavelmente não será aquele pesadelo que você às vezes tanto teme. Uma coisa eu sempre digo: nenhuma mulher teria mais de um filho caso dar à luz fosse algo tão terrível!

Você também pode encontrar mulheres que dizem que ficaram grávidas e, durante os nove meses, quase nunca se lembravam de que levavam uma criança no ventre. A meu ver, esse tipo de postura não é algo do qual a pessoa possa se orgulhar. Não é uma atitude amorosa, nem positiva, nem justa. Se passar toda a gravidez ignorando seu filho, então é bem provável que você passe a vida toda alheia aos sentimentos dele. Se está tratando com descaso essa vida que germina dentro de você, então caia em si. Comece a conhecer agora mesmo a alma dessa criança. Perceba que a própria energia que acompanha a sua atitude pode mudar a situação; e essa situação, o desenvolvimento do bebê, é muito importante (para vocês dois) para que você a ignore ou trate-a com descaso.

Você deve procurar entrar em contato com a alma do seu filho. Estabelecer um vínculo que também a colocará em contato consigo mesma. Só então você verá e sentirá a beleza extraordinária da gravidez, do milagre da criação. Isso iluminará sua mente, seu corpo, a criança no seu ventre e todos que estiverem ao seu redor. Torça para que o pai do seu filho siga o mesmo caminho. Antes de eu engravidar, Michael combateu com tanto empenho seu conflito com relação à idéia de ser pai, que, quando descobrimos que eu esperava um bebê, ele ficou exultante. Tornou-se o marido mais carinhoso e mais sensível que um dia eu já quisera ter. Ele descobriu em si mesmo uma nova capacidade de amar e de assumir responsabilidades. Lembre-se: embora seja você o portal, tanto você quanto ele são responsáveis pelo produto final. Deixe que o pai do seu filho tome parte — e desfrute — desse milagre que ambos tornaram possível.

Você não deve perder de vista o seu propósito, ou seja, levar em consideração o processo de crescimento e a individualidade do bebê. Na verdade, *consideração* é a palavra-chave para você e para o seu parceiro, pelo resto da vida. Leve em consideração que a cada dia, a cada semana, a cada mês, seu bebê está crescendo dentro de você. Leia sobre o processo de gestação, sobre as etapas do desenvolvimento físico do feto. As livrarias estão cheias de livros claros, bem ilustrados, e o profissional com quem você fez seu pré-natal provavelmente indicou muitos livros sobre o assunto. Procure saber em que semana, precisamente, aquelas preciosas mãozinhas e pezinhos irão crescer, ou em que mês, em particular, os pulmões se desenvolverão. Entenda de que forma tudo isso acontece e informe-se acerca do que você pode fazer para ajudar o desenvolvimento do bebê. Por favor, não cometa o erro de pensar que o seu bebê se desenvolverá muito bem com ou sem a sua ajuda. O feto pode crescer no tempo certo sem a sua intervenção, contanto que você tome os cuidados adequados, mas a alma dele só vicejará se você amá-lo — e mostrar seu amor por meio das suas atitudes. Elogie o seu bebê durante a gestação, assim como pretende fazer depois que ele nascer. Diga a seu filho como as mãos dele são bonitas ou como seu coração será vigoroso. Deixe que o bebê saiba como é importante a tarefa que ele empreende: criar a si próprio.

Eu fiz um diário durante a gravidez, no qual registrava meus sentimentos e pensamentos com relação a Maximo. Comprar um caderno pode ser uma boa idéia para você também. Mas não é preciso que você se limite a registrar seus sentimentos num diário ou a manter uma comunicação silenciosa com o bebê no seu útero. Conte com as amigas — principalmente as que têm filhos ou esperam um — para expressar tudo o que está sentindo. Outras gestantes podem ajudá-la muito mais do que simplesmente dar dicas sobre dietas, exercícios, cuidados com a saúde, ou qual é o melhor obstetra no momento. Elas têm muito a dizer sobre sentimentos, sobre como lidar com eles e sobre o mistério de gerar uma criança.

Você pode compartilhar até mesmo sentimentos negativos. Na verdade, não é preciso "compartilhar" esse tipo de sentimento com o ser no seu útero, pois ele sente tudo o que você sente. Aprenda a demonstrar todas as emoções abertamente. Todos os sentimentos ou pensamentos que tive durante a gravidez eu compartilhei com a alma que crescia no meu ventre. Sou muito grata a ela por me ajudar a ter muitas introvisões sobre coisas que antes eu não compreendia. Eu sabia que era inútil tentar esconder qualquer coisa daquele ser. Tudo que senti, pensei ou vivi durante os nove meses de gravidez, meu bebê também sentiu, pensou e viveu, pois eu transmiti a ele através do meu corpo e da minha alma. Até mesmo os sons do ambiente ao meu redor — o som da minha voz e da voz do seu pai, o som da televisão, do rádio, do motor do carro, da chuva no telhado — ele ouviu tão bem quanto eu e Michael. Ele também captou minhas emoções — tanto a felicidade quanto a tristeza. Maximo e eu nos comunicamos, nos entendemos — até rimos juntos às vezes — durante todo o tempo que ele passou dentro de mim.

Eu tinha certeza de que Maximo se comunicava comigo. Uma coisa era clara: ele gostava mais de *rock-and-roll* do que de Vivaldi. Embora eu adorasse Vivaldi, durante a gravidez, sempre que ouvia as suas sinfonias eu ficava impaciente. Não conseguia sequer cantarolá-las enquanto tocavam; eu desafinava ou cantava as notas erradas. Mas quando eu colocava para tocar qualquer *rock*, sentia que aquela era a música certa. Eu percebia que Maximo ficava tranqüilo — como se estivesse se divertindo. O mesmo acontecia com o atum e com as rosquinhas. Depois que ele nasceu e começou a se comunicar conosco, pudemos confirmar suas preferências: mesmo antes de aprender a falar, ele ficava inquieto quando ouvia Vivaldi e dava gritinhos de entusiasmo quando ouvia os Beatles. (Aos quatro anos de idade ele aprendeu todas as letras de um outro *rock*, "Give me a ticket for an airplane...").

Eu também explicava o que, a meu ver, precisava ser explicado, quando Maximo não conseguia entender alguma coisa. Às vezes só era preciso que eu admitisse a minha ansiedade ou a minha tristeza. Eu deixava que ele percebesse o que eu estava sentindo e explicava que aquilo era normal. Ele não precisava ter medo quando as coisas não iam bem; aquilo não era o fim do mundo. Há momentos em que você precisa passar por sentimentos ruins para chegar aos bons.

Quando você se doa aos outros, você também recebe algo em troca. Isso significa que, se você começar a deixar que o bebê sinta seus sentimentos, sua visão das coisas e seu amor, e se você mantiver a mente e o espírito lúcidos durante toda a gravidez, com uma idéia muito clara da razão por que está grávida, só assim você respeitará o corpo e a alma que estão no seu ventre. E a alma que você trará ao mundo, por sua vez, nascerá com essa mesma lucidez mental e espiritual.

Durante a gestação, ocorre uma outra mudança: em você mesma. Você deixa de ser uma menina, passa a ser uma mulher e então vive a experiência da maternidade; está percorrendo o belo e incrível ciclo da natureza. Você nasceu e agora está prestes a dar à luz. À medida que os meses passam e sua barriga começa a crescer, você sente cada vez mais a maternidade — uma condição que suscita tantas perguntas: Serei uma boa mãe? Como será criar um filho? Será que saberei como agir nas situações difíceis? Esse é o momento certo para você usar a sua determinação e a sua intuição. A determinação é a força que a faz agir de acordo com o que você acha certo. Confie na sua intuição; ela é seu guia. Só *você* tem a resposta para as suas perguntas — nem seus amigos, nem sua mãe, nem sua avó saberão respondê-las. Esteja consciente de que nem tudo o que você aprendeu com sua mãe e com todas as gerações precedentes está correto. Ouça os conselhos que lhe dão, mas, na hora de tomar uma decisão, deixe que a sua intuição a guie. A história se repete por séculos e, à medida que os anos passam, certas informações equivocadas se perpetuam; as mentiras ficam cada vez mais verossímeis, como se fossem verdades. Por séculos, mas talvez de forma mais nociva na era vitoriana — cujas regras rígidas acerca de criar filhos ainda ecoam na nossa cabeça —, as crianças não foram tratadas como "crianças" . Foram tratadas como pequenos adultos e esperava-se que se comportassem e agissem como tal. Esse repúdio à infância fez surgir, em algumas décadas, certas idéias estapafúrdias como "as crianças devem ser vigiadas, não ouvidas"— e outros conceitos que, de uma forma ou de outra, sugerem que as crianças são menos importantes do que os adultos.

Chegou a hora de questionarmos essas crenças arraigadas. Elas são obsoletas e a situação em que o mundo está hoje é uma prova de que elas não contribuíram em nada para criar pessoas saudáveis. Como alguém já disse, nós chegamos a este mundo como criaturas originais e o deixamos como simples cópias. É hora de mudar essa situação, transcendê-la: continuar a ser uma criatura original pela vida inteira. O conceito de *mãe* e *filho* deve assumir um novo significado. Os *filhos* não são menos capazes ou importantes do que a *mãe* ou o *pai*: todos nós somos almas preciosas, todos somos seres humanos dignos. Nos capítulos seguintes, você aprenderá não só a cultivar a espiritualidade do seu filho e a sua própria, como também a mudar o curso da história e a criar um futuro melhor para todos nós, trazendo a este mundo almas lúcidas, saudáveis e seguras da própria individualidade.

DOIS

Na Gentileza Repousa a Verdadeira Força: O Pai

A alma escolhe a mãe e o pai para conceber seu corpo físico, mas ela também os escolhe para que sejam seus mestres e guardiães. Embora caiba à mãe gerar o corpo físico do bebê, o papel do pai, no ciclo da vida, não é menos extraordinário. A jornada da paternidade inclui a doação do mais puro amor, a compaixão e a tarefa de ensinar à alma que o casal concebeu o fato de que ela é um indivíduo e será tratada pelos pais como um igual.

Como pai, você precisa dar, tanto à mãe quanto à criança, apoio emocional e mental. Mas a melhor forma de começar a assumir sua responsabilidade como pai é estar pronto para desempenhar seu novo papel e expressar o amor que sente pela mãe do seu filho. Ela está carregando no ventre a criança que vocês conceberam e servirá como portal para trazê-la ao mundo. Como pai, você precisa conscientizar-se da sua nova posição. A vida de um homem toma um novo rumo quando ele e sua parceira concebem uma criança, e talvez nunca mais volte a ser a mesma. Michael — meu marido e pai de Maximo — demorou para se acostumar à idéia de ser pai, assim como eu também demorei; e por razões muito parecidas com as minhas. Ele também não tinha recebido muito amor e carinho durante a infância; seu pai era tão ausente quanto o meu. Mas agora ele está tão convicto quanto eu de que Maximo veio para acabar com a nossa resistência e o nosso medo com relação à idéia de ter um filho. Quando fiquei grávida, nós dois ficamos radiantes — e desde o começo Michael percebeu como seu papel era importante. Maximo sempre ouvia a voz do pai: ele sabia que nós dois estávamos aguardando com alegria seu nascimento.

Certamente existem alguns obstáculos na trilha da paternidade — alguns deles criados pelos velhos conceitos sobre o que é ser pai, que você aprendeu com seus próprios ancestrais. Mas essa jornada, uma vez iniciada, deve ser empreendida, e com certeza é uma das experiências mais maravilhosas da vida.

Empreender essa jornada e cumprir essa responsabilidade básica representam a prova de fogo para o homem de verdade. Quando uma mulher fica grávida, o homem é como o jardineiro que planta a semente. Agora ele deve cuidar das suas flores com carinho e amor. Esse processo não começa depois que a planta já cresceu e deu frutos, mas no momento em que a semente germinou. O pai deve regar essa semente — a alma que ainda não nasceu — e cuidar dela para que cresça saudável. Se não fizer isso, aumentam as chances de que essa semente não dê bons frutos — apresente alguma anomalia ou desequilíbrio. As "sementes" humanas que não recebem os devidos cuidados não têm idéia de que estão recebendo menos amor, menos atenção, menos compaixão do que precisam. Desde o nascimento elas buscam pelo que está faltando — a energia positiva que lhes invadirá a alma e trará paz. Não é fácil compensar o amor que elas não tiveram: as feridas e a fome de amor são profundas. A paz de espírito e o bem-estar foram abalados pelas palavras positivas que não foram ditas, pelo amor que não receberam desde o começo.

Como já disse, no entanto, as feridas cicatrizam. Você ainda pode fazer muito pelo seu filho para reparar os danos causados por não ter oferecido apoio espiritual durante a gravidez. A própria criança pode descobrir por si mesma — como Michael e eu felizmente descobrimos — uma fonte interior de força e apoio espiritual. Mas nós seríamos crianças muito mais felizes se nossos pais soubessem como nos fortalecer espiritualmente, desde o momento da concepção! Se você tiver a oportunidade de fazer isso pelo seu filho, durante esse período vital que antecede o nascimento, transmita amor e energia positiva para o bebê; faça tudo que estiver ao seu alcance para manter esse fluxo de amor e energia.

Infelizmente, não é todo mundo que tem a felicidade que eu e Michael tivemos de encontrar uma fonte interior para suprir a falta de amor e amenizar o sofrimento que isso nos causou. Todos nós conhecemos pessoas que passaram pelo mesmo sofrimento, que foram vítimas de jardineiros relapsos. Elas geralmente carregam dentro de si marcas profundas deixadas por pais que não zelaram nem expressaram amor pelo corpo e pela alma que ajudaram a conceber. Como a flor, o corpo que cresceu sem amor nunca desabrochará em toda sua beleza. Nunca realizará todo seu potencial; talvez murche e pereça — simbolicamente a princípio, fisicamente em seguida. Quando um jardim recebe todos os cuidados necessários, as flores crescem fortes e radiantes. Por serem fortes, elas podem se curvar com a brisa, mas seu caule nunca se quebra. Suas raízes são resistentes, suas pétalas são saudáveis e sua aparência é bela porque o jardineiro se propôs amá-las e cuidar delas.

Se um homem planta uma semente que cria raízes, o corpo de uma nova criança começa a se formar e uma alma toma conta dele. O pai então precisa se responsabilizar por ela, independentemente de essa gravidez ter sido ou não planejada pelo casal. Uma força maior escolheu-os devido a um propósito mais elevado. A partir de então, o homem tem de assumir seu papel de pai e a mulher, aceitar o fato de ser mãe. Assumir o papel de pai significa aceitar que você não tem um ninho: que agora *você* tem de construir um ninho e cuidar das almas que estão aos seus cuidados. Isso significa não só assumir a responsabilidade pela criança e pela mãe dela, mas assumir responsabilidade pela sua própria vida. As suas atitudes, daí por diante, trarão conseqüências de verdade. De vez em quando, é claro, você resistirá. Ser pai pode parecer tão assustador quanto ser mãe. As marcas deixadas pela nossa infância sofrida continuaram nos afetando mesmo depois do nascimento de Maximo. Um dia em que Michael brincava com Maximo, por exemplo, meu marido foi tomado por uma tristeza profunda — ao pensar que o pai nunca encontrava tempo para brincar com ele quando era um garotinho. Mas a tristeza acabava se transformando em alegria quando Michael percebia o quanto era feliz por poder estar ali com o filho. Do ponto de vista espiritual, estar ali, de quatro, brincando de cavalinho com Maximo, e dirigindo pela sala seus carrinhos e caminhões de brinquedo, ajudou Michael a esquecer as brincadeiras que ele e seu próprio pai nunca haviam feito juntos. Ele não estava proporcionando amor e carinho apenas a Maximo, mas também a si mesmo.

A idéia de que um homem e uma mulher pudessem viver em harmonia com os filhos era algo estranho tanto para Michael quanto para mim, pois nenhum de nós teve um lar harmonioso na infância. (Meus pais se divorciaram quando eu ainda era uma garotinha; e os pais de Michael, embora estivessem juntos, quase não se comunicavam quando o pai estava em casa.) Nós sabíamos, quando Maximo nasceu, que muitos casamentos chegavam ao fim com o nascimento dos filhos; não queríamos que o nosso seguisse o mesmo caminho. O que eu e Michael aprendemos enfrentando esse medo foi a certeza de que precisamos aceitar a dor, reconhecê-la no momento em que aparece, em vez de lutar contra ela. Mesmo quando nosso medo e nossas discordâncias eram atrozes, procurávamos ser honestos com relação aos nossos sentimentos. Também aprendemos a estabelecer limites bem-definidos. Não era justo que descontássemos um no outro problemas que eram particulares. Aprendemos a ter um pelo outro uma consideração verdadeira e profunda, e esse mesmo respeito tínhamos por Maximo. Não aprendemos tudo isso da noite para o dia: cada lição vinha acompanhada de muita dor e de total desorientação, que aos poucos iam nos ensinando a ter paciência um com o outro e a nos comunicar mais facilmente.

Existem alguns pais maravilhosos neste mundo que nos servem de modelo. Eles sabem como desempenhar sua tarefa como jardineiros da vida e conhecem a importância do seu papel de guardião da vida. Quando você olha ao seu redor e vê um pai dedicado e gentil com o filho, falando com ele com respeito, participando de brincadeiras, incentivando-o nos esportes, lendo para ele, fazendo as refeições em sua companhia, rindo, colocando-o na cama, jogando *kissy-face* (o jogo mais incrível do mundo!), você estará diante de um pai de verdade! Infelizmente, poucos pais são assim. O que o jovem pai tem que perceber é que, não importa o que ele fez ou o que ele foi antes do nascimento do filho, isso já faz parte do passado, pois a vida dele mudou. Ele tem que aceitar esse fato de peito aberto. Para mim, esse processo é como "aprender a voltar para casa" — a casa é seu eu mais verdadeiro, que é diferente da casa que seus pais, seus avós, etc. construíram para si próprios. Você certamente tem sonhos para o seu filho, fantasias acerca de quem você gostaria que ele fosse um dia, mas aprenda a respeitar os sonhos que *ele* tem e ajude-o a realizá-los. Assim como acontece com as mães, amizades nocivas e pessoas ou idéias que, de algum modo, não sejam favoráveis a sua nova posição de pai devem ser evitadas. Se não puder fazer isso sozinho, procure uma pessoa positiva que possa ajudá-lo a viver com alegria o momento presente.

A palavra *mãe* suscita em nós determinados sentimentos e imagens e nos leva a fazer certas associações. Quando a palavra *pai* é pronunciada, ela às vezes evoca outras imagens, opostas, muitas delas cheias de raiva, de competição ou indiferença. São imagens que a história (pessoal ou mundial) infelizmente reforçou. No entanto, a imagem do pai como uma pessoa severa, cuja única tarefa é disciplinar, está lentamente mudando; décadas de feminismo e de filmes com Steve Martin têm ajudado a debelar alguns dos velhos conceitos a esse respeito. E, obviamente, muitos homens são afetuosos, dedicados e cuidadosos por natureza. Mas quando eu olho em volta e contemplo os pais que existem neste mundo, fico surpresa ao constatar como ainda é comum o velho estereótipo do pai severo.

Como pai, você pode optar por contrabalançar as velhas idéias sobre a paternidade com modelos de pai mais humanos. Para criar seu filho procurando dar a ele esse apoio espiritual de que falamos é preciso que você encontre esse equilíbrio. Pense no símbolo oriental do Yin e Yang, que retrata o equilíbrio da vida. Enquanto o bebê cresce na barriga da mãe, ele precisa estar em contato não só com ela, mas com o pai também. O pai pode falar e se comunicar com a criança no útero tão facilmente quanto a mãe. Um amigo meu atribui seu amor pela música ao fato de que o pai, que tinha uma bela voz, sempre cantava para ele, mesmo enquanto estava no útero. E Michael falava com Maximo — enquanto ele estava no útero e quando era recém-nascido — sobre finanças! "Vou ensinar a você como manter suas finanças em ordem", ele dizia para o filho recém-nascido, fingindo seriedade. "Você vai começar a entender algumas regrinhas essenciais para tomar conta do seu dinheiro." Hoje, aos cinco anos, Maximo já mostra ter facilidade com números. É fascinado por números e por aritmética. Quem sabe ele não aprendeu isso com Michael, mesmo antes de nascer? Michael adora brincar e dar risada, assim como Maximo, que aprendeu um pouco disso com o pai ao ouvir as risadas e brincadeiras dele desde o momento em que foi concebido.

O seu bebê ouvirá tudo o que você disser, portanto, comunique-se com ele da forma mais positiva que puder. Deixe que ele perceba pela sua voz o amor que sente por ele. O pai tem que expressar sua felicidade para os filhos — já nascidos ou não — e transmitir a energia positiva dele. Ele também precisa se empenhar da mesma forma para se comunicar com a mãe do bebê e compreendê-la; a criança no útero sente o amor entre os pais e também começa a aprender a se comunicar e a ter compaixão. O pai precisa entender que, quando a mãe está por perto, o bebê também está, absorvendo a energia de ambos como uma esponja. Essa é a razão por que o pai precisa ter muito claro na cabeça seu propósito e suas intenções. Nunca sabemos o que a criança pode captar das nossas conversas antes e depois de nascer. Você pode dizer tudo o que quiser — até dar conselhos sobre finanças — , contanto que seu tom de voz deixe transparecer o seu amor.

Curiosamente, foi dada ao pai a chance de se afastar dessa nova alma durante a gravidez. Como não é ele quem gera a criança, pode se afastar fisicamente tanto do bebê quanto da mãe dele, de uma forma que esta, obviamente, não pode. Esse momento de pausa é uma ótima oportunidade para que o pai do bebê reestruture sua vida e reflita sobre os novos rumos que ela tomou. Esse tempo que ele tem só para ele também beneficia a mãe do bebê. É preciso que o homem entenda que ele não precisa estar junto da futura mamãe o tempo todo, pois ela também precisa de momentos de privacidade para fortalecer seus laços com o bebê. O homem também pode aproveitar esses momentos para descarregar, longe da parceira, a energia negativa que talvez tenha acumulado. Ou seja, pode se dedicar ao seu *hobby* favorito, projetar o quarto do bebê ou calcular as despesas que terão com o nascimento da criança. Quando voltar a se aproximar da parceira e do bebê, ele deverá tirar da mente toda negatividade e evocar seu amor. Não existe desculpa para você não mostrar o amor que tem pelo seu filho ou pela mãe dele. Essa é a prioridade máxima de um pai.

Isso vale principalmente naquela ocasião, tão corriqueira, em que o pai chega em casa depois do trabalho, talvez irritado ou mal-humorado depois de um dia horrível. A estrutura básica da nossa sociedade exige que nós trabalhemos fora; isso é uma regra. E como todos sabemos, é no local de trabalho que acumulamos a maior parte da energia negativa, embora, lamentavelmente, não seja lá que a descarreguemos. Raiva reprimida, tensão e frustrações que trazemos do trabalho em geral são descarregadas em casa. Isso é muito comum e, certamente, não acontece só com os homens. Muitas gestantes trabalham fora até darem à luz e têm que enfrentar os mesmos problemas de trabalho que os homens. Esses problemas surgem quando funcionários estressados e que foram repreendidos não podem expressar seus sentimentos no momento oportuno. Por reprimi-los, eles interiorizam a energia negativa, que vai aumentando dentro deles até que chegam em casa, um lugar considerado "seguro", onde podem descarregá-la na primeira pessoa que vêem pela frente. Na verdade, descarregar a raiva sem medir as conseqüências nunca é uma atitude "segura"; é algo que sempre deixa marcas. Esse é, aliás, o maior pecado que os pais cometem. Nossa casa não é um refúgio onde podemos descarregar toda nossa raiva. E como é injusto envolver uma criança — no ventre da mãe ou não — nessa situação absurda!

Como eu já disse, esse dilema não afeta, de forma alguma, só aos homens. Mas pelo fato de estarem, em geral, bem mais conscientes do que os homens de que estão esperando um filho, as mães costumam ficar mais atentas à importância de manter a calma e de expressar amor pela criança. Os homens, principalmente antes de a criança nascer, estão mais propensos a esquecer seu papel de pai. Quando chegam em casa, eles tendem a despejar a raiva sobre o primeiro que cruza seu caminho. E isso pode trazer conseqüências desastrosas. Na realidade, essa atitude é a raiz de muitos problemas que nossos filhos têm. Veja este exemplo, pelos olhos de uma criança: "Papai sai pela porta, desaparece por horas, dizendo que vai para um lugar chamado 'trabalho', e volta tenso e nervoso. Às vezes ele volta gritando; outras vezes vai direto para o escritório e fecha a porta, sem nem dizer olá."

O momento em que volta para casa, depois do trabalho, é um dos mais importantes para os pais lembrarem que são *pais*, para pensarem em como seus atos afetam os filhos, mesmo antes do nascimento. Quando o pai de uma criança, ainda no ventre da mãe, sai de manhã para cumprir as funções que lhe cabem na vida, ele precisa estar atento para não voltar para casa com sentimentos negativos derivados de desavenças profissionais não resolvidas. Despejar esses sentimentos sobre os entes queridos não é um sinal de respeito ou de amor. Aprenda a lidar com seus conflitos no momento em que surgirem, expressando a frustração e a raiva para a pessoa certa — aquela com quem você de fato tem um conflito. Se não for possível resolver o conflito ou se o problema parecer insolúvel, procure se distanciar da situação e reavaliar seus motivos, as circunstâncias e o desfecho que você gostaria de dar ao caso. Nenhum emprego ou situação negativa é mais importante do que a alma e o crescimento saudável de uma criança. Se você voltar para casa cheio de negatividade, procure explicar os motivos para sua mulher e seu filho: "Tive um dia péssimo; estou confuso", ou "Preciso ficar um tempo sozinho antes de falar a respeito". Uma outra alternativa seria explicar a razão do seu nervosismo e pedir uma sugestão para resolver o problema. Se você simplesmente estiver com tanta raiva que não é capaz de reagir com essa delicadeza, então fique em silêncio por um momento e pergunte a si mesmo: "Mas com quem eu estou de fato zangado? Com minha família ou com o chefe que jogou todo aquele trabalho extra nas minhas costas?" Vá em frente e conte à sua família que teve um dia péssimo. Deixe claro, no entanto, que a sua negatividade não tem nada a ver com eles e que você só precisa de um tempo para esfriar a cabeça. Depois disso voltará a ser mais positivo e afetuoso. Essas tentativas honestas e explícitas para dissipar a raiva acumulada no trabalho de fato funcionam, e servem para deter o efeito dominó causado pela negatividade. A mãe dos seus filhos, assim como eles (antes ou depois de nascerem), lhe retribuirão essa demonstração de respeito e amor. Tenha em mente uma idéia muito clara do seu papel de pai, deixe a energia positiva fluir através e ao redor de você e faça tudo que estiver ao seu alcance para se livrar da energia negativa.

Isso não significa que você não vá "brigar" de vez em quando. Toda família tem seus conflitos e os expressa. Mas restrinja a briga àquele momento: fale o que o está deixando chateado, não descarregue em outra pessoa (ou espere que ela resolva) o que, na verdade, não diz respeito a ela. Dê vazão aos seus sentimentos, deixe que sua parceira os expresse, deixe que seu filho faça o mesmo, mas aprenda a resolver cada problema no momento certo. A criança que está no ventre da mãe e passa por esses conflitos também testemunhará sua resolução — e aprenderá que é possível superar esses inevitáveis percalços.

Existe uma maneira de você garantir a abundância de energia positiva a sua volta: cerque-se de pessoas positivas, no trabalho, em casa e nos momentos de lazer. O futuro pai que ainda assiste às partidas de futebol com seus velhos amigos da faculdade pode descobrir que ele já não é mais tão bem-vindo; pode sentir que, na opinião desses homens "livres", eles já não têm tanta coisa em comum. Se você passa por uma situação como essa, talvez esteja um pouco magoado. No entanto, você precisa se afastar desses velhos camaradas. Se não puder estabelecer outras bases para essas amizades, em que todos se aceitem livre e plenamente, então é hora de partir para outra. Você tem uma opção. Na maioria dos casos, não é obrigado a conviver com pessoas que lhe fazem mal, que só o fazem sentir raiva e frustração. Algumas pessoas de mente tacanha podem não gostar de você simplesmente porque cruzou os portões da paternidade. Não se deixe abalar por esse tipo de pessoa. Tudo passa por mudanças, nada permanece o mesmo para sempre, e nenhum de nós é uma exceção a essa regra universal. Resistir ao fluxo do universo não traz nenhum benefício. Se continuar cercado de pessoas hostis, você vai ficar permanentemente em conflito.

Você precisa entender que todos os seus atos exercem uma influência direta sobre seus filhos. Os pais, em geral, têm mania de dar muita atenção ao que *eles* acham que a criança precisa, em vez de ouvir a criança e observar suas necessidades. Contudo, nada que fazemos pelos filhos precisa ser feito com essa preocupação exagerada; precisamos deixar de nos atormentar com o que fazemos ou com o que as crianças fazem. Você não deve dizer, por exemplo: "Eu quero que o meu filho vença na vida." Em vez disso, ajude-o a descobrir o que interessa a ele. O equilíbrio necessário é fruto do amor, do respeito, da comunicação e da paciência. Cada criança tem um talento especial. Tentar pensar *pela* criança não a ajuda em nada. Deixe-a pensar por si mesma, e esteja pronto para guiá-la e protegê-la. Não faça dela seu espelho. Deixe-a seguir seu próprio caminho, como qualquer pessoa. Não a castigue por não ser como você, pois a sua vida é diferente da dela. Repito mais uma vez: baseie suas expectativas no amor que sente pelo seu filho.

Algumas vezes, o pai trata melhor os amigos do que os filhos. O respeito pela individualidade de cada um, a atenção às necessidades, pensamentos e sentimentos do outro vêm naturalmente quando se trata de um amigo, mas nada é assim tão fácil quando se trata de um filho. Se você coloca a criança numa posição inferior à sua, você acaba por anulá-la. *A criança não tem menos importância, menos individualidade do que um adulto.* Toda criança merece ser aceita — sem restrições.

Se um homem não sabe como empreender a jornada da paternidade, pode ser o momento de ele reavaliar a relação que tem com seu próprio pai. Já comentei sobre o dia em que Michael ficou triste enquanto brincava com Maximo. Nesses momentos de tristeza, ele estava na verdade revendo o relacionamento que tinha com o pai, trazendo mais uma vez à memória a falta de amor e de atenção da infância. Mas esse breve instante de "reavaliação" acabou por se tornar um momento de alegria: Michael agora se sente bem com relação a isso, pois ele pode dar a Maximo algo que seu pai não pôde dar a ele. Quando for pai, você se lembrará automaticamente da época em que era um garotinho no colo de seu pai. Não se atenha às associações infelizes que lhe ocorrerem, no entanto. Se ficar lamentando as infelicidades do passado, em vez de pensar no que ele tem de bom, você corre o risco de passar essas energias negativas para o seu filho. Não deixe de lembrar os acontecimentos felizes também. Michael sempre se lembra do pai na época da Páscoa, por exemplo, pois era o pai que preparava todo ano a cesta de Páscoa. Isso devia fazer ambos se sentirem muito bem, pois desde que Maximo nasceu Michael prepara as cestas de Páscoa para o nosso filho — e as cestas ficam cada vez maiores a cada ano que passa. Pense nos momentos em que seu pai fez você se sentir orgulhoso de si mesmo. Reflita sobre as coisas que ele lhe disse ou fez que fizeram com que você se sentisse bem. Não importa que mensagens ou atividades positivas foram essas, seja eternamente grato por elas. Ele plantou coisas boas no seu coração que você naturalmente quer passar para o seu filho.

É claro que nem todas as mensagens paternas são positivas. Lembrar os tempos menos felizes — e em seguida deixá-los para lá — é tão instrutivo quanto lembrar os bons. Qualquer sentimento de rejeição que seu pai tenha suscitado em você pode ajudá-lo a ficar de sobreaviso com relação a problemas parecidos que você enfrente com seu filho (problemas esses que podem permanecer inconscientes caso você não examine com cuidado sua história pessoal). A história se repete quando você se recusa a reavaliar velhos padrões que não servem mais. Precisamos substituir esses padrões por outros melhores e mais atuais. Pense em tudo que já disseram a você e o fizeram se sentir rejeitado. Se não tiver cuidado, você pode acabar repetindo com seu filho esses ecos do passado.

A seguir são apresentados alguns exemplos da maneira egoísta, ofensiva e desrespeitosa com que alguns pais se dirigem aos filhos. É bem provável que você já tenha ouvido alguns deles.

- " As crianças devem ser vigiadas, não ouvidas." Esse é o lema de pais ignorantes, egoístas, que são incapazes de tratar os filhos como seres pensantes, com vontade própria. Essa mentalidade tem feito muito mal a diversas gerações, impedindo populações inteiras de expressar idéias extraordinárias. Procure, em vez disso, exprimir o amor que você sente pelo seu filho dizendo: "Estou feliz por você ser meu filho (ou minha filha). Adoro estar ao seu lado. Vamos nos divertir um bocado juntos."

- "Não, porque eu disse não." E "Não, porque eu sou seu pai (sua mãe)". Essas duas respostas negam à criança o direito de saber o porquê da proibição dos pais. Crianças que crescem ouvindo esse tipo de resposta acabam por desenvolver uma curiosidade que pode ser perigosa, pois não aprenderam por que algumas coisas são arriscadas e outras não. Elas também podem, em vez disso, acabar perdendo completamente a vontade de questionar o universo, ficando entorpecidas, apáticas. Em vez de dar esse tipo de resposta, procure dizer o seguinte a seu filho: "Não, porque não é hora. Quem sabe possamos fazer isso um outro dia. Obrigado(a) pela sua compreensão." Sempre agradeça a seu filho por respeitar você. A palavra *não* só deve ser dita de maneira austera nos momentos de perigo. Trata-se de uma palavra extremamente poderosa, que deve ser usada com sabedoria. Em situações que envolvem algum risco, deixe claro para a criança que você está preocupado com a possibilidade de ela se machucar. Nunca diga: "Você vai se machucar!", a menos que exista uma grande chance de isso de fato acontecer.

- "Só abra a boca se for para falar alguma coisa inteligente." Esse tipo de comentário é feito por pais que têm o hábito de desrespeitar os filhos porque eles mesmos foram desrespeitados na infância. Continuam fazendo o mesmo que seus pais faziam, como se isso fosse uma doença hereditária. Em vez de agir assim, procure dizer: "Diga-me o que você pensa sobre isso. Sua opinião é sempre importante para mim." A seguir ouça o que seu filho tem a dizer.

É essencial que nós, no papel de pai ou mãe, estejamos sempre atentos e vigilantes com relação ao nosso comportamento. Inconscientemente, estamos quase sempre repetindo os mesmos hábitos negativos de nossos pais. Procure ver a si mesmo com os olhos que tinha quando criança. Você está repreendendo ou castigando seu filho por que é necessário ou por que, na infância, você foi repreendido e castigado de forma irracional quando fazia o que seu filho fez? Mesmo pessoas que juram nunca fazer o que os pais fizeram, ou dizer o que eles disseram, acabam repetindo o mesmo comportamento dos pais. Quando estamos sob tensão (e por isso não estamos em condições de olhar os fatos com calma e objetividade, ponderando sobre qual a melhor maneira de agir), simplesmente repetimos as cenas da nossa infância. A única diferença é que desta vez somos nós os pais. Temos de lutar contra isso, esquecendo essas cenas do passado e nos reprogramando para reagir de um modo mais racional. E nunca se esqueça de prestar atenção também nos *bons* hábitos de seus pais: lembre-se das mensagens que o fizeram se sentir *bem*. Procure incorporar essas características positivas e alegre-se por elas terem sido herdadas de seus pais. Transmitindo essas mensagens ao seu filho, você pode fazê-lo se sentir tão bem quanto você se sentiu na infância.

Uma das armadilhas em que a maioria dos homens cai quando são pais é o hábito de intimidar os filhos na tentativa de controlá-los. Sentindo-se ameaçada pelo meu hábito de fazer o que queria, sem me importar com o que pensavam os outros, minha mãe costumava ficar zangada e mandar-me para o quarto, advertindo-me de que meu pai me castigaria quando chegasse em casa. Nunca questionando as decisões da mulher, meu pai chegava em casa, invadia meu quarto com violência e me dava uma surra de cinto (ou simplesmente arreganhava os dentes e vociferava ameaças, o que me deixava apavorada). Nós nunca tivemos uma ligação mais profunda. Quando criança, eu tinha tanto medo de meu pai que não conseguia nem sequer olhar para ele.

Nunca devemos ceder à tentação de usar esses tipos de intimidação. A ameaça ou o uso da força física fazem com que a criança deixe de considerar a casa dela como um lugar seguro. Lute contra a tendência de fazer qualquer tipo de intimidação, pois isso gera na criança ou agressividade ou passividade excessiva. Você acaba por transformar seu filho num valentão, que não hesita em desafiar a tudo e a todos, ou numa criança medrosa, sem coragem para enfrentar o mundo. Tenha cuidado com a sua linguagem corporal também. O tom de voz, o olhar, a energia, tudo isso pode afetar seu filho. O papel do pai é proteger a criança e ensiná-la a viver a vida de forma segura. Se isso não acontece — se a criança tem medo do pai e não estabelece nenhum tipo de ligação com ele — cria-se um abismo entre pai e filho que nunca mais será transposto. Nas gerações passadas, era comum bater nas crianças — e infelizmente, em alguns lares, ainda é (embora essa prática esteja ficando cada vez mais rara). Mas nem toda violência é física. Ela pode ser verbal ou emocional, e nesses casos ela causa os mesmos estragos. E o que é pior: violência gera violência. Quando você recorre a ela, como se fosse um método de disciplina, você na verdade está ensinando ao seu filho que não há nada de errado em usar a força quando alguém se comporta mal.

As novas almas que você ajuda a trazer a este planeta devem sentir-se livres para viver a vida da melhor forma possível. Nossa responsabilidade é amá-las e protegê-las, ensinando a elas como se sentirem seguras no mundo. Nossa tarefa é ouvir nossos filhos e aprender a considerar suas idéias e opiniões. Negar isso a eles, desvalorizando-os ou violentando-lhes a alma, é um dos crimes mais cruéis que um pai pode cometer. Se você perceber que não está expressando pelo seu filho todo o amor, respeito e compaixão que ele merece, é hora de olhar para dentro de si mesmo e procurar uma outra forma de agir. Interrompa o círculo vicioso que você herdou das gerações passadas e instaure outro, mais positivo. Procure estimular o desenvolvimento do seu filho e agir de forma mais afetuosa. Assim você estará fazendo o que está ao seu alcance para ajudar a criar almas saudáveis, equilibradas, que caminharão pela vida certas de que vivem num mundo cheio de paz e harmonia.

TRÊS

A Chegada do Bebê

Durante nove meses seu filho permaneceu no útero, crescendo. Agora, ele está pronto para deixar o ventre da mãe e vir, desnudo, a este mundo. É a chegada do bebê, o momento em que você vê, pela primeira vez, o milagre divino, o momento em que você ouve o primeiro suspiro e toca todas as partes do lindo corpo que você ajudou a criar. Se o destino ou a fé trouxeram até você um recém-nascido por meio do processo de adoção, mesmo assim a chegada do bebê é uma experiência gloriosa. Você agora pode segurar nos braços aquele pequeno ser e olhar seus lindos bracinhos, perninhas, mãozinhas e pezinhos — sem mencionar seu bumbum. "Meu Deus!", você pensa. Você tem nos braços um ser que ficará sob sua responsabilidade pela maior parte da vida. O universo conferiu a você a maior das responsabilidades: criar, amar, proteger e educar essa alma que o escolheu.

Quando Maximo chegou da maternidade, eu precisava de mais ajuda do que a maioria das mães geralmente precisa. Eu me sentia tão mal devido ao péssimo atendimento que recebi do médico de plantão, que precisei contratar uma senhora para me ajudar. Acabei pedindo à enfermeira do bebê para ficar me ajudando além do período para o qual eu a tinha contratado. Ela foi uma verdadeira bênção: com a ajuda dela pude dar a Maximo todo amor e atenção de que ele precisava. Eu não podia andar com ele no colo ou fazer coisas em que eu precisasse ficar de pé, como trocar fraldas, por exemplo. Só podia segurá-lo nos braços enquanto estava deitada na cama. O bebê, quando chega da maternidade, precisa de todo amor e atenção da mãe. Esse é um período em que a vida dela é totalmente dedicada às necessidades e carências do recém-nascido. A partir do momento que essa pequena alma está encarnada por completo na Terra, a prioridade número um da mãe é fazer o máximo para que o bebê se sinta bem e querido.

Como é possível cumprir essa responsabilidade básica?

Este capítulo tem dois objetivos. Dar sugestões práticas sobre como fazer essa nova alma se sentir bem-vinda ao mundo, além de explicar como os pais podem comunicar o profundo amor que sentem pelo pequeno ser que ajudaram a trazer ao mundo, e como confiar na intuição para satisfazer todas as necessidades dele. É principalmente quando o bebê chega da maternidade que você precisa tratar de cercá-lo com uma barreira de proteção.

Na verdade, a prioridade máxima é que você crie uma zona de proteção em torno do recém-nascido. As pessoas geralmente querem dar a você o que elas acreditam ser "bons conselhos" sobre o que você deve ou não fazer ao desempenhar seu novo papel de mãe. Tantos conselhos podem confundir você, impedindo que confie na sua própria intuição. Explique aos seus amigos e parentes que você precisa de um tempo sozinha, que nesses primeiros dias você ficaria grata se eles dessem um tempo para que flua uma energia positiva entre você e o bebê. Você precisa proteger a si mesma e à criança de uma estimulação excessiva.

Pode ser particularmente difícil conter essa estimulação excessiva quando ela vem em forma de beijinhos bem-intencionados e agrados de tias, primos, avós e vizinhos deslumbrados com a chegada do novo bebê. Mesmo que esses amigos e parentes bem-intencionados sintam profundo amor pelo seu filho, passar horas e horas exposto a esses rostos e sons estranhos é algo que cansa e perturba tanto o bebê quanto você. Quando você superestimula o recém-nascido, deixando-o por muito tempo num ambiente agitado (como em festas, em lugares barulhentos ou em lugares em que ele não possa dormir quando está com sono), você cria muitos problemas tanto para você mesma quanto para ele. Isso não significa que você nunca possa levá-lo a festas ou a animadas reuniões de amigos e familiares; festas podem ser divertidas, e a energia positiva que paira no ambiente durante uma ocasião festiva pode ser extremamente benéfica para você e para ele. No entanto, quando ainda é muito novinho, seu bebê só deve participar dessas atividades por períodos muito curtos.

Se já é extremamente difícil para os adultos se recuperar dessa superestimulação, imagine o efeito negativo que ela exerce sobre um frágil bebê! Nos adultos, ela provoca fadiga, ansiedade e uma agitação que podem afetar nosso organismo durante muito tempo. Quando as pessoas vão a festas que entram noite adentro, elas às vezes têm dificuldade para dormir, mesmo que estejam mortas de cansaço. O dia seguinte é quase sempre um terror. Elas estão exaustas, indispostas e sem ânimo para fazer nada. Como a resistência delas está baixa, podem pegar facilmente uma gripe, uma tosse ou qualquer vírus que esteja flutuando no ar. À medida que os dias passam e elas começam a se recuperar, percebem que estão fazendo mal a si mesmas — por causa da superestimulação.

Como bebês ou crianças indefesas podem se proteger de tudo isso? Eles costumam tirar uma soneca, mas dependem da ajuda dos pais para livrar-se dessas situações em que são superestimulados. É responsabilidade sua fazer com que seu filho não sofra com uma estimulação excessiva. A velha teoria de que se deve deixar os recém-nascidos em lugares barulhentos para que eles se acostumem a dormir mais profundamente é ridícula, se não cruel. Cada alma que vem a este mundo é um indivíduo. Alguns dormem mais profundamente do que outros, mas todos os recém-nascidos merecem o nosso respeito e têm o direito de passar algum tempo num lugar silencioso; eles precisam de paz e de tranqüilidade para se desenvolver livremente. Seu bebê depende totalmente de você para ter um ambiente tranqüilo. Quando você for a uma festa em família, que dura aproximadamente umas quatro horas, e onde em geral há muita música, som de risadas e muito barulho, pense no seu filho recém-nascido, saia de fininho enquanto a festa ainda está no auge e vá para um lugar confortável, tranqüilo e seguro, onde o seu bebê e você possam relaxar. Se você insistir em permanecer num ambiente agitado, exposto à superestimulação, é bem provável que seja difícil fazer seu bebê dormir profundamente; além disso, ele poderá ficar extremamente inquieto no dia seguinte. Faça com que a harmonia prevaleça na vida do seu bebê e a paz reine no ambiente a sua volta. Dessa forma seu filho terá mais chances de viver uma vida inteira de harmonia e tranqüilidade.

A tarefa de proporcionar um ambiente saudável para o recém-nascido não deve ser deixada de lado quando você não está por perto. Se você não pode passar o dia todo com o bebê, por motivos de trabalho ou porque precisa cumprir certos compromissos, sendo obrigada a deixá-lo com outra pessoa — com a babá, com a empregada ou num berçário —, seja muito objetiva ao tratar com essa pessoa ou estabelecimento. Deixe bem clara a forma como quer que o seu filho seja tratado. O desenvolvimento do recém-nascido não pára só porque você não está por perto. A melhor coisa que você pode fazer é se dirigir à pessoa que cuidará dele com uma postura firme e bem-definida. Explique como você quer que ela se comporte, como quer que ela atenda às necessidades do bebê. Seu instinto maternal deve servir como orientação. Se a pessoa compartilhar das suas opiniões, ótimo. Caso contrário, a palavra da mãe é a que vale. Se você não pode ficar o dia todo com seu filho, seja ele um bebê ou uma criança um pouco maior, que pelo menos você esteja ao lado dele em espírito, fazendo com que suas orientações sejam respeitadas. Muitas mães deixam seus filhos aos cuidados de outra pessoa cujas idéias diferem das suas. Isso pode deixar a criança confusa, pois ela ainda não aprendeu a interpretar mensagens contraditórias.

A criança chega a este mundo depois de passar nove meses num lugar aconchegante, escuro e seguro. Quando ela nasce, vê-se de repente em meio à luz, num ambiente barulhento e frio. A necessidade que ela sente de ser pega no colo e aquecida é enorme. A maneira como é tratada nesse momento servirá como base para tudo o que ela aprender futuramente com relação à confiança e à segurança. Antigamente, achava-se que o excesso de atenção, de carinho deixava a criança mimada. Mas se você consultar o coração, verá o quanto essa velha forma de pensar é negativa e equivocada. Deixar-se levar por essas crenças negativas não é só perda de tempo e de energia, mas também pode ser nocivo para a criança.

Se você se pegar pensando "Se eu pegá-lo muito no colo, não vai mais querer ficar no berço", pergunte a si mesma: "Estou seguindo meu instinto maternal, ou isso foi algo que li ou ouvi em algum lugar?" O hábito de dar ouvidos a idéias negativas — e agir de acordo com elas — é o que torna a nossa vida um verdadeiro caos. Como alguém pode prever como uma alma reagirá ao amor? Só podemos saber como ela reagirá à falta de amor. Quando você deixa de demonstrar carinho pelo seu bebê, deixa de lhe dar aconchego e atender a suas necessidades, você o está privando do seu amor. Deixe que o coração e a alma sejam seus guias. O bebê precisa sentir a presença, o amor da mãe — sempre que possível. Amor nunca é demais.

O hábito de atender às necessidades do bebê imediatamente não é um hábito típico de pais obsessivos; é simplesmente um ato de amor e de compreensão. Quando você satisfaz as necessidades do seu filho prontamente e com afeto, na realidade, está comunicando à alma aos seus cuidados que você sabe o quanto ela ainda é vulnerável e que pode confiar em você. Você também está ensinando à criança o verdadeiro significado das palavras segurança, confiança ou bem-estar — tudo aquilo por que tantas pessoas anseiam e buscam incessantemente. Pense em como você se sentiria se fosse largada num berço, sem poder sair dali, locomover-se ou sequer virar o corpo para encontrar uma posição mais confortável; se sujasse as calças e não fosse capaz de se trocar sozinha, e precisasse desesperadamente de ajuda. Então imagine que a pessoa em quem você confia decide que deve deixar você chorando mais um pouquinho, no auge da aflição, só porque alguém disse a ela como uma mãe deve agir com o bebê. *Nunca* deixe seu bebê chorando. Você gostaria de gritar por alguém e ser ignorada? Quando você age dessa forma com seu bebê, é como se dissesse a ele: "Eu não me importo com você!" Atenda seu bebê quando ele chora, pois esse é o único meio que ele tem para se comunicar com você, para expressar o quanto precisa da sua atenção.

É verdade que as crianças maiores (com cinco ou seis anos) tendem a usar o choro como uma válvula de escape para expressar toda a angústia que sentem; e quando isso acontece precisamos deixá-las sozinhas para que possam compreender os próprios sentimentos. Os pais logo querem resolver a situação à força e colocar a criança "na linha", não lhe concedendo os momentos de solidão de que ela tanto precisa. Em geral, as crianças maiores encontram uma forma de mostrar aos pais que querem ser consoladas.

Os bebês, no entanto, não podem recorrer a esse tipo de fonte interior, por isso eles choram quando precisam de atenção. Quando você sai de casa com seu bebê recém-nascido, ele precisa da sua atenção o tempo todo. Essa situação é nova tanto para ele quanto para você. Não é porque somos adultos que precisamos fingir que tudo está sempre sob nosso controle ou que sempre temos todas as respostas. Quando você não tiver certeza de que está fazendo a coisa certa, expresse essa dúvida ao bebê. Nunca interrompa o diálogo que você começou a ter com ele desde o momento em que soube da gravidez. Quando não tiver certeza com relação a alguma coisa, falar a respeito pode ser uma forma de encontrar uma solução. No entanto, se você não se comunicar com o bebê, ele pode se sentir rejeitado. A criança é capaz de ouvir você e captar seus sentimentos — e retribuirá seu amor se você respeitá-la, tratando-a de igual para igual. Comunique-se com essa alma que você trouxe ao mundo e ouça o que ela tem a lhe dizer, por meio de sons, de expressões faciais e dos movimentos de suas mãozinhas e perninhas.

Como eu já tive a oportunidade de dizer, você está sempre em solo seguro quando passa a viver no momento presente, mantendo toda a atenção no agora, e deixando os sentimentos e os instintos guiarem você. Nunca deixe de viver o agora. Não viva no futuro, preocupando-se com o que pode acontecer, sonhando com o que gostaria que acontecesse. Preste atenção em si mesma e no que você está sentindo pelo bebê a cada instante. Atente para as necessidades dele e aja de acordo com o coração e com a alma, em vez de simplesmente seguir os conselhos da sua mãe, da sua irmã, das suas amigas, do seu médico ou dos livros sobre o assunto. Embora você possa aprender alguma coisa com todos eles, o seu instinto maternal sempre deve vir em primeiro lugar. Se o bebê está chorando e você quer pegá-lo no colo, siga seus instintos. Faça isso sempre — e pelo tempo que quiser.

Existem muitas formas de assegurar ao bebê que você está "com" ele, que está sintonizada com a alma dele. Repetir os sons que ele emite, por exemplo, é uma ótima maneira de fazê-lo perceber que você ouve o que ele diz. Essa atitude também estimula a capacidade do bebê de usar determinados músculos que lhe possibilitam emitir esses sons; não cometa o erro de se comunicar com ele só por meio de sons do tipo "gugu-dadá". A linguagem do bebê é uma gracinha, não há dúvida, e as primeiras tentativas que ele faz para se comunicar por meio da voz soam aos ouvidos dos pais como uma linda melodia. Mas não é por isso que você não pode falar com ele normalmente. Faça com que o bebê saiba como você está feliz por ele ter nascido. Expresse seus sentimentos — diga-lhe todos os dias o quanto você o ama, pois do contrário o bebê só vai poder captar a sua energia, tanto a positiva quanto a negativa. Se você não se dirigir ao bebê com palavras de amor, nem sempre ele entenderá o que você está tentando lhe comunicar, e essa confusão pode ser nociva para o desenvolvimento emocional dele.

Você já ouviu alguém perguntar a uma mãe ou a um pai: "Por que você está falando assim com seu bebê? Ele não entende o que você diz..." Se já ouviu, não leve isso muito a sério. Não existem dados científicos suficientes que provem o quanto um bebê consegue entender quando os adultos conversam com ele. O seu bebê ouvia e entendia você desde que ele estava no útero, e continua a entender, no mesmo nível, o que você diz a ele. Fale com o bebê de forma simples e clara. Converse muito com ele. Lembra-se de que eu contei que Michael falava sobre finanças com Maximo desde que ele estava no útero? Depois que Maximo nasceu, e à medida que crescia e começava a engatinhar, ele sempre via o pai trabalhando numa grande escrivaninha. Ele sabia que ali era o *território* de Michael. Hoje em dia, quando Michael viaja e telefona para o filho de fora da cidade, Maximo atende ao telefone sentado à escrivaninha do pai — e anuncia com orgulho: "Estou na sua escrivaninha, pai. Estou cuidando das suas coisas, tomando conta dos seus negócios enquanto você está fora!" Maximo adora mexer nos papéis sobre a escrivaninha; ele quer que o pai saiba que, enquanto está fora, tem alguém no comando. A meu ver tudo isso começou durante a minha gravidez, quando Michael costumava falar carinhosamente com a alma de Maximo sobre a nossa situação financeira. Depois que Maximo nasceu, isso continuou: eu colocava Maximo sobre a escrivaninha do pai e ele observava maravilhado Michael pagar as contas. Nunca pense que está sozinho quando seu filho recém-nascido estiver por perto. Você está, isto sim, ao lado do melhor amigo que você jamais terá.

É importante prestar atenção não só ao que você diz à criança, mas também às mensagens que transmite sem perceber. A maneira como você encara sua nova vida, como encara seu papel de mãe, é tão importante quanto a maneira como você trata o bebê. Diga a si mesma: "Minha vida mudou para melhor." Se você cultivar uma mensagem negativa — algo do tipo "Ai, meu Deus, para que fui ter um filho? Não tenho mais tempo para mim" —, isso acabará afetando o bebê recém-nascido, fazendo com que ele se sinta desvalorizado. No começo, não há dúvida de que você não terá muito tempo para si mesma. Aceite esse fato como uma parte necessária do pacto que fez com a alma indefesa aos seus cuidados. Desvie a atenção do seu eu superficial e concentre-se naquilo que de fato faz você ser quem é. Antes de ser mãe, sua atenção talvez estivesse no seu emprego, no seu cabelo, nas suas roupas, no seu carro, na sua casa ou em qualquer outra coisa superficial que, a seu ver, era uma representação de quem você era. No entanto, trazer um outro ser humano ao mundo (ou adotar um) e expressar por essa criança amor, respeito e compaixão, deixando que ela viva à sua própria maneira (e não da maneira que você ou outra pessoa qualquer acha que ela deve viver), é a maior dádiva que você pode oferecer ao seu filho. Você é quem tem o poder de dar isso a ele; eis o que você *é*. Dedique seu tempo a essa criança e então aproveite cada momento que passarem juntos.

As lições que você aprendeu desde o dia em que trouxe o bebê para casa lhe servirão para o resto da vida: confiar na própria intuição, manter a atenção no momento presente, aceitar o fato de que o seu filho é um indivíduo e tem sua própria personalidade, talentos e preferências. Essas lições vão gerar atitudes que a ajudarão a passar pelas fases subseqüentes do desenvolvimento da criança — quando ela começar a falar, a andar, a usar o banheiro e a se relacionar com outras crianças.

Não importa com quantos meses o filho do seu vizinho ou da sua amiga começou a falar ou andar. Não compare seu filho com outras crianças. Ele tem inteligência própria e o tempo certo para desenvolver suas capacidades. Você pode sugerir à criança, quando ela tiver dois ou três anos, que comece a usar uma caneca em vez da mamadeira; também pode mostrar a ela como fazer isso. Você pode comprar algumas canecas coloridas para incentivá-la. Mas se ela não estiver pronta para deixar a mamadeira, não force. Uma vez uma mãe muito sábia me disse: "Você já viu alguém entrar na igreja, no dia do casamento, segurando uma mamadeira?" A criança acabará fazendo essa mudança — mas deixe que isso aconteça naturalmente. O mesmo se aplica à hora de dormir, de tirar as fraldas e de começar a falar. Nós podemos ajudar a criança a dormir num determinado horário, mas não podemos *forçá-la* a dormir. Não podemos *mandar* que ela durma. Esse tipo de coisa pode deixar a criança nervosa. Você não vê que o padrão de sono dos adultos varia de tempos em tempos, mesmo que eles costumem dormir sempre no mesmo horário? O mesmo acontece com a criança.

Quanto às fraldas, a melhor maneira de agir é mostrar ao seu filho uma cueca ou calcinha e explicar para que serve e por que essa peça deverá substituir as fraldas. Mas forçar a criança a usá-la é um absurdo. Sentá-la no vaso sanitário, forçando-a a usar o banheiro ou dizendo que na idade dela ninguém mais usa fralda, é desrespeitar a individualidade da criança. Compre uma cueca ou uma calcinha bem bonita, dê a ela e sugira que a deixe no quarto até o dia em que quiser usá-la. Deixe que a criança faça suas próprias escolhas e você estará contribuindo para criar uma alma equilibrada, que entenda sua própria individualidade e capacidades e orgulhe-se delas.

E quanto à idade certa para começar a andar? Pais de primeira viagem geralmente não se dão conta de que eles precisam estar prontos para perder uns quilos quando o filhinho começar a andar! Não olhe essa criança maravilhosa como se ela tivesse algum tipo de problema de desenvolvimento ou fosse mais lenta do que as outras crianças só porque não começou a andar na época em que você acha que isso deveria ter acontecido. Seu bebê começará a se virar no berço quando for a hora certa; deixará a mamadeira, aprenderá a usar o banheiro, a andar e a falar quando for a hora certa. (Mas se você notar um atraso realmente anormal no desenvolvimento dela, é evidente que deve procurar um médico.)

A paciência dos pais é uma virtude suprema nos primeiros anos da criança, e a compreensão deles também é muito importante. Se você deixar que o recém-nascido passe de uma etapa para a seguinte naturalmente, tudo será mais fácil para você e mais saudável para a criança. Lembre-se: não deixe que as pressões externas interfiram na vida do seu bebê. Você tem que *agir*, não *reagir*. Agir significa viver no presente, considerando o menor avanço um passo interessante e divertido na vida.

Nada pelo que você já tenha passado na vida se compara ao momento em que tem um filho. Nada que você já tenha segurado em seus braços se compara à pele macia e ao corpinho do seu bebê, cujos olhos assustados a contemplam, em busca de orientação, segurança e amor. E amor é o que você receberá como recompensa. Mas você precisa renunciar a tudo que espera que o futuro traga para o seu filho. Delicie-se com a chegada do bebê e saiba que haverá muitas outras "chegadas" na vida do seu filho. Dê as boas-vindas a todas elas e não se preocupe com o futuro.

QUATRO

OS IRMÃOS

A maior parte das famílias tem mais de um filho. Na maioria dos países do Ocidente, os casais têm em média de dois a quatro filhos. É normal que a chegada de um bebê gere tanto sentimentos positivos quanto negativos na família. Os irmãos e irmãs podem ficar contentes com a chegada de uma nova criança em casa, mas também podem ter medo de que o novo membro da família monopolize o amor e a atenção dos pais. Embora seja normal que exista uma certa competição entre os irmãos, é tarefa dos pais manter a paz e a felicidade entre os filhos. A meta dos pais desta geração e das próximas é acabar com a rivalidade destrutiva entre irmãos — deixar claro que todos os filhos são especiais e merecem amor incondicional e a aceitação dos pais. Por meio de exemplos afetuosos e orientações dadas com carinho, respeito e compaixão, os pais podem ensinar as crianças a respeitar a individualidade dos irmãos e também promover a harmonia no lar, apoiando cada um dos membros da família.

Quando chega um recém-nascido numa família que já foi abençoada com uma criança (ou com várias), os pais afetuosos precisam ter cuidado para não dar a impressão de que o bebê é mais importante do que os outros filhos. Saber valorizar a família é a chave para fazer com que todos os seus membros se sintam amados. Pressionar os irmãos mais velhos para que se achem na obrigação de entender a nova alma que chegou acaba dificultando o processo de aceitação. Nós não podemos *criar* laços de amor entre duas pessoas; isso simplesmente não cabe a nós. Facilite a vida de seus filhos explicando aos mais velhos que eles agora têm um irmão ou uma irmã. Depois deixe que eles se descubram por si sós e da maneira que acharem melhor. Dizer-lhes que eles *têm* que amar os irmãos é o mesmo que obrigar um filho a aceitar um casamento arranjado pelos pais. Dê a eles tempo para conhecerem a si mesmos e aos irmãos. É muito provável que acabem se tornando amigos inseparáveis — mas mesmo que isso não aconteça, eles terão respeito e admiração uns pelos outros, pelo simples fato de serem pessoas tão diferentes.

Os pais precisam deixar que os irmãos se entendam e aprendam a compartilhar de maneira carinhosa e pacífica. Primeiro é preciso que o pai e a mãe lhes ensine o que significa compartilhar e aceitar e respeitar a individualidade de outra pessoa. A competição entre irmãos só é saudável quando eles podem expressar a individualidade de uma forma positiva — sabendo respeitar as diferenças entre eles. A rivalidade entre irmãos envolve sabotagem, negatividade, criticismo e vingança. Para que a harmonia reine na casa é preciso que os pais ensinem as crianças — e deixem que elas ensinem umas às outras — a respeitar e a aceitar a individualidade dos irmãos e as diferenças que existem entre eles. Obrigar uma pessoa a aceitar as idéias dos outros só contribui para criar uma desarmonia caótica na vida dela.

Se a mãe pergunta à filha por que ela não pode ser como o irmão ou a irmã, ou se o pai fala mal de um filho para outro, o relacionamento saudável e afetuoso que por acaso exista entre os irmãos começa a desmoronar. Pensamentos negativos com relação aos irmãos são introjetados na psique das crianças e começa a rivalidade. A mente da criança racionaliza a situação da seguinte forma: como os pais são considerados autoridades, o que dizem deve estar certo. A criança pode pensar: "Minha mãe se dá melhor comigo do que com meu irmão. Então por que eu deveria me dar bem com ele?". Ou "Meu pai não gosta da minha irmã, portanto eu também não gosto".

Não é possível ter um relacionamento afetuoso com os outros se falamos mal deles — principalmente se essas pessoas forem nossos próprios filhos. É muito importante que você não favoreça (ou pareça favorecer) um deles em detrimento dos outros. Quando nasce um bebê, os pais precisam levar em conta os sentimentos dos outros filhos, pois eles são tão especiais e importantes quanto o recém-chegado, e não podem ser deixados de lado ou *forçados* a amar o irmãozinho. No tempo certo, se os pais deixarem que eles se conheçam livremente, sem dizer o que devem ou não sentir um pelo outro, os irmãos criarão um laço de amor entre eles; e esse laço será mais forte do que qualquer coisa criada à base da força ou da coerção. No entanto, não existe um tempo certo para que esse laço se forme. Quando os pais não deixam que os filhos se conheçam livremente, pode demorar para que se estabeleça uma ligação verdadeiramente forte entre eles. Um amigo meu, seis anos mais jovem do que o irmão mais velho, contou-me que na infância eles viviam brigando e que a diferença de idade entre eles era muito grande para que se tratassem como "iguais". Mas depois que acabou a faculdade, ele começou a conviver novamente com o irmão mais velho e se surpreendeu ao descobrir quanta coisa eles tinham em comum. Disse-me que era como se ele descobrisse que tinha uma família muito maior do que costumava pensar. A história desses dois irmãos confirma a tese de que os irmãos precisam cultivar a amizade entre eles sem a interferência dos pais.

Se os pais não tomarem cuidado para demonstrar o mesmo afeto por todos os filhos, provocarão ciúme entre os irmãos, dando início a uma eterna batalha entre eles. Às vezes, isso acontece porque um filho tem um temperamento mais parecido com o do pai ou com o da mãe, fazendo com que os outros irmãos se sintam rejeitados. Quando Zoë, a filha da minha amiga Marilyn e amiga de Max, faz algo realmente maravilhoso e eu demonstro minha admiração por ela, Max geralmente fica enciumado; ele costuma dizer para mim: "Você me odeia." Meu primeiro impulso é dizer (um pouco ríspida): "*É claro que eu amo você; não seja bobo!*" Mas Max precisa mais do que essa rude confirmação do meu amor (que não soa exatamente como uma confirmação, afinal de contas); ele precisa ver que nas ocasiões em que Zoë faz algo admirável, tanto eu quanto *ele* podemos ficar contentes com isso. O amor que sentimos um pelo outro é grande o suficiente para podermos compartilhá-lo entre nós três. Nós precisamos, no entanto, tomar cuidado para não prestar mais atenção ao filho com o qual temos mais afinidade, que tem os mesmos interesses que nós. O sentimento de inadequação gerado pelo fato de não termos os mesmos talentos ou interesses que nossos pais ou irmãos pode ser devastador. Quando eu era pequena, não tinha tanto interesse pelos estudos quanto a minha irmã. Ela tinha uma inteligência escolástica, enquanto eu tinha uma inteligência emocional. Minha mente precisava de estímulos diferentes. Isso infelizmente fazia com que nossos pais nos comparassem o tempo todo; e eu sempre era considerada a pior das duas. Inteligência emocional — intuição, empatia, capacidade de entender os sentimentos das pessoas — não era algo valorizado na nossa família. (Como eu já disse no início deste livro, minha mãe tinha uma grande dose de inteligência emocional inata, que, ela reconheceu, eu tinha herdado. Mas ela não confiava nessa inteligência, tinha medo dela; encarava-a como uma desgraça, não como uma bênção.) Meu pai era como minha irmã, e era evidente que ele a preferia em razão dos interesses acadêmicos dela. Era muito mais fácil para ele se identificar com ela. E pelo fato de minha mãe ter medo da inteligência emocional com a qual nascera, ela a usava de forma negativa, reprimindo os próprios sentimentos. Como já mencionei, quando eu nasci minha mãe entrou em profunda depressão. Minha irmã, apoiada pela admiração que nosso pai tinha pelos interesses e pelo temperamento dela, deu voz à mensagem que toda a minha família me transmitiu desde o momento que eu entrei em cena: "Mamãe estava bem até você chegar..." Toda a minha família atribuiu a depressão de minha mãe — uma depressão que nunca teve fim — ao meu nascimento.

Os pais precisam resistir ao impulso de tomar o partido de um filho em detrimento dos outros. Minha sobrinha, Sara, uma vez ficou muito enciumada pelo fato de eu ter um relacionamento espiritual muito forte com meu sobrinho Seth. Com uma orientação mais escolástica do que eu ou Seth, ela chegou a achar que havia um abismo intransponível entre mim e ela. Ela achava que eu preferia Seth porque o temperamento dele era mais parecido com o meu. (Ela me contou isso um dia em que me telefonou da faculdade.) Mas eu disse a ela: "Eu dou tanto valor à minha amizade com você quanto dou à minha amizade com Seth. Sempre fiquei encantada com o brilho da sua inteligência. Eu adoro ouvir você falar — quanta coisa você já me ensinou!" O fato de sermos diferentes não significa que não somos capazes de nos comunicar; pelo contrário, isso nos dá a oportunidade de mostrar uma a outra a nossa maneira diferente de pensar. Eu disse a ela o quanto admirava sua maneira lógica de pensar. Não havia razão para que ela tivesse ciúme de Seth, pois a ligação que existia entre nós duas era tão forte quanto a que eu tinha com ele — só que diferente.

As sementes do ciúme germinam quando os pais costumam fazer uma comparação negativa entre os filhos — uma comparação cruel que quase sempre faz com que eles se sintam deslocados quando adultos. O ódio surge muito cedo na vida de uma criança que é vítima de comparações freqüentes — mesmo que seja ela quem leva vantagem nessas comparações. E a criança precisará lutar contra esse ódio pelo resto da vida. Essas almas cheias de raiva e de ciúme podem ser pessoas com as quais é muito difícil conviver ou passar algum tempo junto; geralmente se tornam criaturas traiçoeiras, manipuladoras. Podem até parecer amistosas, mas, no fundo, fervem de raiva e ressentimento e passam o tempo todo pensando em como prejudicar os outros, negligenciando a própria vida enquanto tentam tirar as outras pessoas do seu caminho. Crianças que sempre se sentiram aceitas e amadas no âmbito familiar vivem em harmonia, sem ter necessidade de prejudicar ninguém.

Essas almas são as que se tornam irmãos, amigos ou companheiros excelentes. E, o que é mais importante, tornam-se pais afetuosos.

Os pais podem evitar que o ciúme fomente a rivalidade entre os filhos, tomando consciência de que devem reprimir o impulso de colocar um irmão contra o outro. Você precisa, mais uma vez, reavaliar os aspectos positivos e negativos do relacionamento que você mesmo tinha com seus irmãos, para desenvolver essa consciência — para ficar atento às ocasiões em que, por reflexo, esteja prestes a comparar seus filhos, colocando um deles em desvantagem. Você pode estar simplesmente repetindo sua própria história sem se dar conta disso, repetindo o hábito que os seus pais tinham de comparar você com seus irmãos. Desde o momento da concepção, a alma que está atravessando o portal ouve os pais falando a respeito dos irmãos dela (se tem algum). Se os pais fazem comentários negativos, isso vai criando um desequilíbrio ao longo da vida do bebê. Esses comentários costumam ocorrer nesta ordem: "A gravidez do seu irmão foi mais tranqüila. Eu não ficava enjoada. O parto também foi mais fácil." ou "A sua irmã passou a dormir a noite inteira muito antes do que você. Você largou a mamadeira antes dela. Você começou a ler antes dela. Sua irmã largou as fraldas antes de você." Comparar dois filhos, privilegiando um deles, provoca raiva e ressentimento em ambos. E esses sentimentos continuarão guardados dentro deles mesmo quando já forem adultos. Quando as crianças ficam adultas, os pais não vêem nada de mais em chamar um dos filhos para falar mal do outro. Essas tentativas dos pais de fazer de um dos filhos um aliado trazem à tona ou reforçam qualquer sentimento negativo que um irmão tenha pelo outro.

Se você tem algum problema para resolver com seu filho, é seu dever como mãe ou pai, e como um ser humano afetuoso, tratar esse assunto diretamente com ele. Pessoas que falam mal das outras pelas costas agem desse jeito porque nunca aprenderam a expressar os sentimentos abertamente. Aprenda a ser franco com seus filhos, respeitando o ponto de vista deles, e eles aprenderão a ser francos com os irmãos. Isso também contribuirá para que eles aprendam algo sobre a compaixão: o fato de que nós podemos amar o outro mesmo quando discordamos dele. Isso acabará aproximando-os dos irmãos e de você, em vez de acirrar a competição entre eles.

Torno a dizer: tome cuidado para não repetir com seu filho os padrões negativos que existiam entre você e seus irmãos. Você pode achar, como seu pai e sua mãe acharam, que um dos seus filhos se parece mais com você do que os outros. Poupe seu filho daquilo que talvez você tenha sofrido na infância: mostre ao que é diferente de você que você o ama tanto quanto os irmãos dele. Tenha curiosidade em conhecer esse filho "diferente"; ele pode ter muito a lhe ensinar. Procure ver essa criança que você não entende muito bem como um ser surpreendente, admirável e misterioso.

Você não pode continuar julgando o relacionamento entre os seus filhos de acordo com o relacionamento que você mesmo tem com os seus irmãos e analisando os efeitos que a criação dos seus pais provocaram em todos vocês. Infelizmente, há casos em que mesmo depois de adultos os irmãos não conseguiram estabelecer entre si uma ligação mais forte, pois as diferenças que existem entre eles, ou os ressentimentos que guardam uns dos outros ainda representam uma barreira intransponível. Lamentavelmente, é isso o que acontece entre mim e minha irmã; ela nunca conseguiu se livrar da negatividade que herdou de nossos pais. Mas mesmo não existindo nenhuma afinidade entre nós, eu ainda respeito sua maneira de ser. Aprendi a relevar e a permitir que nós duas sigamos na vida o caminho que nos foi traçado.

Se você perceber que está jogando de acordo com as regras das outras pessoas, é hora de parar. Se estiver julgando seu irmão ou irmã de acordo com as regras que seus pais lhe impunham, se estiver tratando seus irmãos como seus pais os tratavam, então você nunca vai encará-los como indivíduos, nunca respeitará a maneira como eles são. E o que é pior: inconscientemente, você repetirá o mesmo erro com seus filhos. Procure ver os aspectos positivos do relacionamento de vocês: todos os momentos em que você e seus irmãos se apoiaram mutuamente, expressaram o amor que sentem uns pelos outros são exemplos que você tem que seguir com os seus próprios filhos. É inevitável que exista um pouco de competição entre eles. Mas a competição momentânea que surge entre eles geralmente é bem menos nociva do que a competição fomentada, ano após ano, pelos pais. Nunca se esqueça de que pode haver uma grande amizade entre irmãos. E faça tudo o que estiver ao seu alcance para que seus filhos tenham um relacionamento afetuoso, positivo e sincero.

É preciso que consideremos também a ordem em que eles nasceram. Os irmãos do meio geralmente se sentem perdidos na multidão; os primogênitos costumam achar que são muito pressionados a nunca fracassar, e se ressentem da atenção especial que recebem os irmãos mais novos; os caçulas podem querer ser o "bebezinho" da casa por muito mais tempo do que deveriam. Esteja consciente desses sentimentos, medos e ressentimentos naturais e faça tudo o que puder para contorná-los, incentivando o tímido filho do meio e lhe instilando confiança em si mesmo, dando ao caçula um pouco mais de responsabilidade e apoiando o primogênito, mostrando o quanto ele é amado. Os pais têm muitos meios de pôr um fim nos desentendimentos naturais e na rivalidade e ressentimentos ocasionais que acontecem nas famílias em que há mais de uma criança.

Respeite a maneira de ser dos seus irmãos e irmãs assim como você aprendeu a respeitar a maneira de ser dos seus filhos. Ensine-os, por meio de bons exemplos, a sentir pelos irmãos um amor incondicional. Nunca violente ou desvalorize a alma dessas criaturas. Esforce-se ao máximo para ser franca ao expressar seus sentimentos aos entes queridos, mas, quando comentar sobre algum deles para outro, procure se expressar de forma afetuosa e positiva. Se tivermos a iniciativa de ensinar nossos filhos, desde pequenos, a amar e respeitar os irmãos, poderemos firmar bases estáveis nas quais eles poderão se apoiar na caminhada pela vida.

Os pais podem evitar a rivalidade entre os filhos desobrigando os mais velhos de se responsabilizar pelos mais novos. Caso os irmãos se vejam forçados a isso, o relacionamento entre eles pode acabar se deteriorando. Se os pais respeitarem os filhos desde o nascimento, dando-lhes direito de escolha, eles mostrarão disposição em cooperar. Na maioria das vezes, os irmãos mais velhos são, desde cedo, encarregados de cuidar dos mais novos, sem que tenham chance de optar por não arcar com essa responsabilidade. Isso cria um ressentimento entre eles, especialmente por parte do irmão mais velho. Digamos, por exemplo, que você, seu filho mais velho e a sua caçula estejam brincando no quintal quando o telefone toca. Dizer para o seu filho: "Eu preciso ir lá dentro; enquanto isso você cuida da sua irmã" não é nem de longe tão gentil e eficaz quanto dizer: "Você poderia olhar a sua irmã para mim só enquanto eu vou atender ao telefone?" Essa segunda sentença demonstra o respeito e o amor que você tem por seu filho, pois está dando a ele a chance de dizer: "Tudo bem." ou "Não, eu não quero olhar a minha irmã." No entanto, você tem que estar disposta a aceitar qualquer uma das respostas. Se exigir uma resposta afirmativa, você poderá estar expondo sua filha menor ao perigo, pois o irmão pode não tomar conta dela de maneira adequada. Se der aos seus filhos o direito de escolha, eles estarão quase sempre dispostos a ajudar tanto você quanto os irmãos — especialmente nos casos em que parece haver um espírito de grupo unindo todos vocês, e eles sentem que têm voz ativa. A mágica nesse caso é dar a eles o direito de escolha; deixar que eles saibam que você os acha não só capazes de cuidar dos irmãos mais novos, mas também de tomar decisões.

Algumas crianças gostam de cuidar dos irmãos; outras não. É uma questão de personalidade. Algumas crianças têm um dom natural para cuidar de outras pessoas; outras são solitárias por natureza. Cada criança desenvolve um tipo de personalidade. Cada um de nós vem a este planeta com uma alma diferente, e é convidado a trilhar na vida o caminho que cabe a nossa alma trilhar. Nossa personalidade começa a se desenvolver mais tarde, enquanto empreendemos essa jornada. O mundo nos fala de raça, de religião, de bom e mau comportamento, de juízos, de preconceitos e coisas do tipo; e, a partir dessas "lições", a nossa personalidade se desenvolve. Pelo fato de eu e minha irmã não nos darmos muito bem, nós só dizemos uma a outra o que é estritamente necessário. Apesar disso, os filhos dela, Seth e Sara, são, como eu disse, uma parte muito importante da vida da minha família. Além disso, Max sempre gostou muito da empregada deles, Gloria, uma senhora negra que veio de Trinidad. Um dia, quando Seth e Sara vinham nos visitar, Max perguntou se a mãe deles poderia vir também. Eu fiquei surpresa — por que ele dissera aquilo? Não havia nenhum motivo para que ele quisesse ver a minha irmã, com a qual convivia tão pouco. "Você sabe, a *mãe* deles", ele disse, "Gloria." Max não tinha noção de que, sendo negra, ela não poderia ser a mãe de Sara e de Seth. Sua total falta de preconceito deixou claro para mim que o preconceito é algo que se *aprende* (e que, graças a Deus, Max não aprendera).

Dê a cada um dos seus filhos liberdade para desenvolver a personalidade deles, em vez de forçá-los a adotar a sua. Dê a eles a liberdade de demonstrar espontaneamente boas intenções para com os irmãos e o mundo à sua volta. A forte rivalidade entre os irmãos ainda se fará sentir de vez em quando, mas por meio do amor e do respeito você poderá minimizá-la. Nunca deixe de expressar verbalmente o amor e o carinho que você tem pelo seu filho quando os irmãos dele estiverem por perto. Apóie as escolhas que fizerem com relação aos irmãos, demonstrando sua franca aprovação. Você pode não concordar com todas as decisões que seus filhos fazem, mas precisa ver que a vida é deles; não pode esperar que ajam como você agiria. O caminho que *eles* decidiram seguir é o melhor para eles.

Isso às vezes significa renunciar a certos conceitos e expectativas docemente acalentadas. Meu sobrinho Seth tem hoje um pouco mais de vinte anos; eu sempre o amei e considerei como se fosse meu filho — algumas vezes como se fosse um irmão — e compartilhei a dor que ele sentiu por desapontar a família, ao largar a faculdade para se profissionalizar em artes culinárias. Mas embora eu estivesse aborrecida pelo fato de essa decisão ter causado ressentimento e amargura na família, eu estava orgulhosa do meu sobrinho e vibrei por ele ter decidido seguir seu próprio caminho. Recentemente, depois de uma meditação, eu tive um sonho premonitório com Seth — um sonho que, eu sabia, podia se aplicar a muitas outras pessoas também. Uma voz me disse: "Siga em frente e não olhe para trás.

Seu futuro está no inusitado." Sara, que no começo também não entendia ou apoiava a decisão do irmão, aos poucos foi mudando de idéia ao perceber como essa escolha profissional era importante para ele. Confiando no amor que sentia pelo irmão, ela encontrou um meio de entendê-lo e apoiar sua decisão, mesmo que isso significasse discordar do resto da família. Em geral, os irmãos que se apóiam mutuamente, enfrentando até a oposição dos pais, descobrem que o laço de amor que existe entre eles pode lhes proporcionar um sentimento de "família" muito mais forte do que o que eles têm com a mãe ou com o pai.

Às vezes, as escolhas que nossos irmãos ou filhos fazem podem nos parecer "inusitadas", mas nós precisamos respeitar e celebrar o fato de eles saberem para onde querem ir. Precisamos aplaudir a coragem que eles têm e o trabalho que fazem, mesmo quando o caminho que escolheram for muito diferente do nosso. Essa atitude pode fazer com que os membros da família fiquem muito mais unidos. Isso se aplica igualmente à sexualidade dos filhos. Crianças que se tornam homossexuais na idade adulta, por exemplo, estão fazendo uma escolha que a alma delas precisava fazer. (Com isso quero dizer que essa foi uma opção que a alma delas fez antes de nascer, para aprender certas lições ao longo da vida.) Não tenha ódio ou medo do fato de seu filho ser diferente, nem o julgue por causa disso. Você pode muito bem respeitar o que é incapaz de entender e amar seus filhos de todo o coração, não importando as escolhas que eles podem ter sido levados a fazer.

Nem todos os irmãos são biológicos. De alguma forma, os "filhos únicos", à medida que empreendem sua jornada espiritual, mais cedo ou mais tarde acabam encontrando "irmãos espirituais". Esses irmãos espirituais parecem saber, desde o momento em que se encontram, que existe entre eles um laço de amor profundo e duradouro. Zoë, por exemplo, é a irmã espiritual de Maximo. Ela, como eu já disse, nasceu exatamente um ano antes de Maximo e é filha de uma das minhas maiores amigas. Os irmãos espirituais têm uma ligação diferente da que une dois amigos. Ela é mais íntima. Os amigos são geralmente pessoas das quais nós procuramos a aprovação, por isso respeitamos os limites que eles impõem e, de alguma forma, acabamos restringindo nosso comportamento com relação a eles. Na relação entre irmãos — mesmo espirituais — não existem muitos limites: o fato de uma pessoa ser nosso irmão ou irmã parece nos garantir o direito de ultrapassar qualquer limite, algumas vezes, até a ponto de feri-la. O relacionamento entre irmãos possibilita, portanto, uma intimidade especial e profunda. Desde o momento em que eles se olharam pela primeira vez, Zoë e Maximo sentiram-se íntimos um do outro. Logo tornaram-se inseparáveis. É fascinante observar a relação que eles têm à medida que crescem.

Às vezes, quando discordam um do outro — quando brigam por um brinquedo, por exemplo —, os gritos deles chegam a nos assustar. Meu primeiro impulso é intervir e fazer a paz voltar a reinar. Mas essa não é sempre uma boa idéia. Como sugeri, os pais precisam aprender a deixar que as crianças — sejam elas irmãos biológicos ou espirituais — resolvam por si mesmas as diferenças entre elas. É claro que, em algumas ocasiões, os pais não só podem, mas devem pôr um fim na briga; as crianças mais jovens são muito pequenas, muito imaturas para resolver esses desentendimentos. Mas tentar deixar que elas se virem sozinhas é uma importante lição que as ensinará a resolver os conflitos que terão com outras pessoas ao longo da vida. Além disso, quando os irmãos resolvem seus problemas comuns sem a interferência dos pais, isso faz com que essa ligação fraterna fique mais forte, aumentando o amor, a intimidade e o respeito entre eles. Repito que não existe um tempo ideal para que as crianças resolvam seus conflitos: pode levar meses, anos ou até mesmo décadas. Isso só depende deles, e não dos pais. Mesmo quando atingimos a idade adulta, não devemos permitir que nossos pais causem desentendimentos entre nós e nossos irmãos.

Lembre-se de que as escolhas feitas pelos nossos filhos farão com que eles aprendam as lições que eles precisam. Crianças que aprendem a respeitar as escolhas dos irmãos fazem muito mais do que pavimentar a estrada que as aproxima destes. Elas também se tornam capazes de seguir seus próprios sonhos ou desejos secretos, na medida em que aplaudem as decisões difíceis ou inusitadas que seus irmãos fazem. Nesse sentido, um irmão pode ajudar o outro ao comentar: "Você viu? Eu estou fazendo o que quero e *você* também pode fazer o que bem entender!"

Uma das suas responsabilidades ao criar os filhos é ensiná-los a amar, a respeitar, a ter compaixão e a considerar este mundo um lugar acolhedor. Respeitar a individualidade e a vida deles e ensiná-los a respeitar a dos outros é o melhor caminho para ter harmonia e paz na família. Você tem nas mãos o poder de livrar o seu lar de qualquer problema familiar ou sofrimento. Concentre-se nessa parcela maravilhosa da sua vida e você conseguirá criar um mundo mais feliz e saudável para os seus filhos.

CINCO

A Comunicação

Nós já dissemos como pode ser ampla e profunda a comunicação entre a mãe, o pai e a alma das nossas crianças. Mesmo enquanto a alma se manifesta no útero, antes do nascimento, a comunicação franca e aberta permite que você enfatize o positivo, expressando todo o amor que sente por essa criança. É importante manter essa comunicação não só depois do nascimento do bebê como durante a gravidez. Mas a bênção que representa manter essa comunicação, uma vez que você está lidando com uma presença física que está com você dia após dia, requer uma habilidade especial. Os sons que você faz, suas palavras e gestos são mais complicados agora que seu filho está nos seus braços.

O seu tom de voz — especialmente enquanto o bebê ainda não entende o significado das palavras — é tão importante quanto o que você diz a ele. A mãe precisa expressar, sempre que possível, todo o amor que sente pelo bebê, por meio do toque e do som da voz. Ela transmite muito mais mensagens ao filho, antes e depois de ele nascer, do que imagina e não existe nenhum meio de se saber o que ele entende ou não. Você tem de fazer o que estiver ao seu alcance para que, em cada encontro que tem com seu filho, você transmita a ele afeto, tranqüilidade e a certeza de que você está atento às necessidades dele. Repare na expressão facial e corporal do seu bebê; procure sentir o que ele não é capaz de lhe expressar pela linguagem, mas está tentando lhe comunicar por outros meios. Se você se ligou à alma do seu filho antes de ele nascer, você já terá pavimentado o caminho que a levará a ter esse tipo de sensibilidade, agora que ele já vive neste mundo. Mesmo antes de aprender a falar, a criança tem muita coisa a nos dizer à medida que passa a reagir cada vez mais ao ambiente circundante e a absorver sua energia. Preste atenção às expressões faciais mais sutis do bebê, aos seus menores gestos, e aprenda a ouvir com o coração.

Quando ele começar a engatinhar e a balbuciar as primeiras palavras, um mundo novo e muito mais amplo se descortina. Seu filho passa a expressar melhor sentimentos, vontades, frustrações e necessidades. Você precisa fazer com que a comunicação entre vocês seja tão simples e verdadeira quanto possível. Não é justo deixar de dar explicações a ele simplesmente porque você não quer mostrar suas emoções ou porque "você é a mãe (ou o pai) e por isso não precisa dar explicações". Respeitar os processos mentais e a necessidade da criança é um aspecto vital na criação dos filhos. E manter essa postura criará entre pais e filhos uma proximidade que durará a vida inteira.

Criamos filhos problemáticos quando não damos valor ao que eles são, dizem ou fazem, determinando o que devem sentir, pensar e fazer. Com essa predisposição, nós simplesmente rejeitamos tudo que diz respeito a eles que não aprovamos; se não acatam nossas idéias, eles estão "errados". Um problema até maior surge quando você, por ser mãe ou pai, acha que tem uma visão clara da situação pela qual seu filho está passando, e por isso quer lhe mostrar — imediatamente — seu ponto de vista para que ele passe a vê-la como você. Isso, no entanto, simplesmente não funciona. Você tem que esperar que seus filhos — na verdade, que todas as pessoas da sua vida — vejam a situação do ponto de vista deles.

A desvalorização cria insegurança na criança e desequilibra a alma dela. Se não der todas as explicações que ela precisa, não deixando que saiba o que você pensa ou sente, estará transmitindo a ela a mensagem de que ela não está a sua altura como ser humano. Lembre-se do que eu disse, no capítulo sobre os pais, a respeito do poder que tem a palavra *não*. Quando você se limita a dizer: "Não, porque não", você está na verdade dizendo ao seu filho que ele não merece uma explicação. Mas a criança não só merece uma explicação como *precisa* dela para entender, crescer e, em alguns casos, sentir-se segura no mundo. O seu filho não precisa concordar com a explicação que você dá a ele (na maioria das vezes, ele não concorda), mas ele merece saber a razão das atitudes que você toma, assim como você merece saber as razões das atitudes dele. Ao se comunicar com seu filho, levante questões que possam ajudá-lo a refletir sobre a realidade que ele vive. Perguntar a opinião dele é uma excelente forma de ensiná-lo a se expressar e a ter responsabilidade, além de ajudá-lo a pensar por si mesmo em vez de simplesmente seguir ordens.

Um dia desses, Maximo acordou dizendo que não queria ir à escola. Queixava-se de que não estava se sentindo bem. Eu poderia dizer: "Não me venha com desculpas! Você tem que ir para a escola, querendo ou não!" Mas independentemente de estar ou não se sentindo mal fisicamente, Maximo estava dizendo a verdade. Ele não se sentia bem do ponto de vista emocional. Perguntei a ele: "Qual o problema?" E ele me disse: "Estou com dor de estômago." Não é sempre que uma criança pequena sabe o que está sentindo — ou onde se localiza exatamente o estômago. Por isso, perguntei: "Onde dói?" Ele apontou a cabeça. Eu então me compadeci da sua dor, dizendo que ter dor de estômago não era nada bom. Mas em seguida decidi mudar de tática, e comentei com um suspiro: "Você tem tantos amiguinhos na escola que sentirão a sua falta... e você sentirá também a falta deles." Comecei a falar sobre todas as coisas divertidas que ele faria na escola, sobre o quanto ele se divertiria lá. Os olhos dele brilharam quando ele mesmo se lembrou de todas aquelas brincadeiras divertidas. "Acho que meu estômago não está doendo tanto", ele me disse. Eu dei a ele o tempo necessário para mudar de idéia e decidir por si mesmo que preferia ir à escola. O mais importante é que eu não menosprezei nada do que ele me disse. Mostrei-lhe que respeitava o ponto de vista dele, e só então expus o meu. Agindo dessa forma com a criança, você a faz pensar, refletir e dar sua própria resposta. Você pode ajudá-la orientando-a e dando-lhe opções em vez de ordens. Ela então passará a confiar em você e se sentirá segura para dizer o que pensa.

Como acabar com o medo de assombração, do monstro que mora embaixo da cama ou dentro do armário? Ou medos "reais" de coisas que a criança vê na televisão? Um tempo atrás Maximo e eu tivemos que fazer uma viagem de avião da Flórida para New Jersey. Maximo já tinha feito muitas viagens de avião e nunca tivera problemas. Um pouco antes dessa viagem, no entanto, aconteceu um acidente aéreo terrível em Everglades; ninguém a bordo sobreviveu. É claro que não pudemos evitar as reportagens sobre o acidente na televisão e no rádio. Depois disso, Maximo começou a ter pavor de avião. No aeroporto, ele me olhou com os olhos arregalados e perguntou de chofre: "O que acontece quando um avião cai na água?" Meu primeiro impulso foi tranqüilizá-lo dizendo: "Nosso avião não vai cair, meu bem. Não se preocupe." Mas ele não se contentou com essa resposta. "*O que acontece*", repetiu num tom de voz firme e insistente, "quando a gente cai na água?" Eu então percebi que ele realmente queria saber o que aconteceria. Expliquei que, se o avião de fato caísse — o que era bem pouco provável —, pediriam a todos os passageiros para que pusessem o salva-vidas e seguissem as instruções da tripulação. Maximo agora tinha uma resposta razoável para a sua pergunta, que também era bem razoável. Quando o levei a sério, tratei-o com respeito. E, mais uma vez, dei-lhe condições para ficar mais tranqüilo.

Quando você explicar algo para seu filho, procure falar a verdade. *Verdade* é uma palavra poderosa; é até mais do que responsabilidade. O hábito de esconder os fatos cega a sua alma e a alma dos seus filhos; por outro lado, como afirma um ditado bem conhecido: a verdade liberta. Se você, desde cedo, se habitua a falar a verdade, seus filhos terão uma alma sincera e, assim como você, se sentirão livres. Se falarmos abertamente com os nossos filhos, explicando por que as coisas são como são, eles sempre terão uma visão clara daquilo que estão fazendo, em qualquer situação da vida. O que *é* a verdade exatamente? A verdade é o que está acontecendo no momento. É a realidade, não ficção. A verdade é como nos sentimos, não o que supomos que sentimos. E é na verdade que está a força.

Eis um exemplo simples e claro de como falar a verdade ao seu filho com relação à hora de dormir. Quando seu bebê ou seu caçula estiver chorando por não querer ir para a cama, não importa a idade que tenha, explique a ele calmamente por que ele *precisa* ir para a cama. Explique que já é noite, que costumamos dormir à noite e que precisamos dormir para sermos saudáveis. Você não precisa levá-lo para a cama nesse momento; mas, se nunca explicar *por que* ele tem que dormir, sugerindo em vez de impor: "Eu disse para ir e ponto final", ele acabará ficando com medo de dormir e pode até mesmo passar a associar o ato de dormir com um castigo. Tenha paciência. Algumas dessas pequenas almas podem resistir até o fim, enquanto outras simplesmente vão para a cama sem reclamar. Em ambos os casos, no entanto, o mais importante é que você sempre converse com seu filho de forma aberta e afetuosa.

As crianças sempre sabem quando estamos mentindo para elas. Isso significa que você tem que dizer a verdade não só quando explica por que as pessoas precisam dormir ou o que acontece quando um avião cai, mas também quando fala sobre a sua própria vida. Uma das piores coisas que as pessoas podem fazer com os filhos é guardar segredos. Veja se consegue observar a gravidade dessa atitude na situação que descreverei a seguir. Você se lembra de que, na infância, seu tio se divorciou e seus primos foram morar com o pai, não com a mãe, que acabou indo para um hospital e nunca mais foi vista. Quando era criança, tudo o que você ouviu foi que sua tia tinha sido internada numa clínica psiquiátrica e os filhos — aquelas pobres crianças — tiveram uma vida miserável morando com o pai. Nunca mais disseram nada a você sobre esse assunto; sua família simplesmente não falava sobre isso. Problemas como esse, porém, *precisam* ser discutidos. Quando cresceu o suficiente para entender o básico, você tinha todo o direito de saber que sua tia sofreu um desequilíbrio hormonal e precisou ser tratada, e que os filhos dela eram felizes vivendo com o pai, um homem extremamente afetuoso. Se tivessem contado tudo isso, você saberia que sua tia era uma mulher doente e que seus primos eram felizes por ter um pai dedicado, em vez de pensar que tinha uma tia meio esquisita e primos tristes, que nunca mais seriam felizes outra vez. Esconder a verdade das crianças, nesse caso, só contribuirá para causar mais sofrimento no futuro. Além disso, essa atitude dos pais pode gerar medos irracionais (medo de entrar em hospitais, por exemplo. A criança pode pensar: "Eu vou poder sair daqui ou ficarei trancado para sempre como a minha tia?").

Pense na sua infância. Seus pais se comunicavam com você? Será que você não está simplesmente transmitindo aos seus filhos hábitos nocivos do passado? Às vezes é difícil livrar-se desses hábitos, pois você acaba agindo por reflexo. Um dia desses, Maximo passou o dia choramingando. Reclamava de tudo. Era como se ele estivesse querendo me torturar; nada estava bom; eu não conseguia agradá-lo de jeito nenhum e nunca entendia o que ele queria na hora em que queria. Meu impulso era bater nele, gritando por se comportar tão mal, ou simplesmente mandá-lo para o quarto.

Mas se tivesse feito isso, eu teria ignorado o verdadeiro motivo que o levara a agir assim. O que havia de errado com ele? Por que estava tão irritado? Decidi lidar com ele de outra forma. Quando começou a repetir: "Eu quero, eu quero, eu quero agora!", eu calmamente expliquei que ele não estava contente com nada do que eu fazia e isso não era justo. Respirei fundo várias vezes e procurei ser compreensiva, deixando que a primeira reação de raiva se desvanecesse. Pedi ajuda, rezando para que meus amigos "lá de cima" me ajudassem a ter calma para ouvir Maximo. (Com relação a esses "amigos", quero esclarecer que, como disse antes, cada pessoa define e percebe a espiritualidade e a orientação espiritual de um jeito muito particular. Quando eu tinha quatro ou cinco anos, enfiei um grampo de cabelo numa tomada. O choque foi tão violento que caí longe; só sobrevivi por um milagre. Nesse momento, ouvi muito claramente uma voz dizendo: "Você tem sorte de eu estar aqui. O choque podia ter feito seu coração parar, tirando a sua vida." Guardei esse pequeno acidente na memória. Algum tempo depois, descobri por meio da meditação que eu tenho à minha volta espíritos que me ajudam e que sempre estiveram comigo — compondo o que, aos meus olhos, me parece um "buquê" de mestres incríveis, que eu passei a chamar quando preciso de orientação.)

Com a ajuda da meditação e das preces, percebi que, se gritasse com Maximo naquele momento, eu estaria simplesmente repetindo minha própria história, quando minha mãe gritava comigo e mandava que eu ficasse no quarto até meu pai chegar em casa e me castigar. Quando você repete a sua história, você se afasta de si mesmo.

Deixa-se levar por uma raiva que acaba descarregando injustamente na criança. Quando eu finalmente me sentei com Maximo e perguntei o que o estava aborrecendo, a princípio ele não quis me dizer. Mas depois me disse: "Você ficou no telefone umas cinco horas!" De fato, eu *tinha* passado a maior parte da manhã ao telefone. Então expliquei a ele que às vezes eu precisava telefonar para as pessoas, mas isso não significava que eu não me importava com ele. Então, ele finalmente me disse: "Eu estou mesmo muito triste." Seu tom de voz era tão suave e baixo que me tocou o coração e eu o abracei. Ele tinha finalmente expressado o que estava de fato sentindo; tinha afinal se sentido seguro para se abrir comigo. E, embora o fato de falar sobre isso não bastasse para alegrá-lo, serviu para deixá-lo menos tenso. Ele ficou mais calmo e um pouco mais paciente. Mas o que é mais importante: dediquei a Maximo o tempo e a atenção que ele estava tentando me dizer que precisava. Em vez de resolver a situação na base do grito, acabamos um nos braços do outro.

Sempre que está com seus filhos, você está transmitindo mensagens a eles, direta ou indiretamente, por meio de palavras ou da linguagem do corpo; eles estão atentos a cada um dos seus gestos. Você é para eles o maior modelo. O que você faz ou diz é o que, aos olhos deles, deve ser feito ou dito, até que amadureçam e possam analisar o passado (e, se necessário, superar alguns traumas). Algumas vezes você precisa pedir desculpas ao seu filho. Uma vez, quando Maximo estava guardando seus brinquedos, sem deixar que Zoë brincasse com eles, eu me ouvi dizendo: "Pare com isso, Max. Você não está sendo nada gentil. Não seja egoísta!" Maximo arregalou os olhos para mim. Achou que eu estava dizendo — e eu estava, embora não fosse essa a minha intenção — que *ele* era egoísta, e não a maneira como estava se comportando. Na mesmo hora me desculpei: "Me desculpe por dizer que você é egoísta. Você não é egoísta; você está se comportando *como se fosse* egoísta. Você é um menino maravilhoso e eu o amo. Mas neste momento você está se comportando mal." Embora Maximo só tenha cinco anos de idade, ele entendeu. E de vez em quando também me pede desculpas. Costuma falar algo que se tornou uma frase bem familiar: "Você aceita as *suas* desculpas?" — misturando um pouco as palavras, mas expressando o que sente.

O que estou tentando dizer com isso é que o comportamento dos pais é o instrumento mais eficaz que eles têm para ensinar os filhos. Se você não ajudar seu vizinho, seus filhos também não ajudarão os deles. Se você vive praguejando, eles agirão da mesma forma. Se você fala mal dos outros, eles também falarão. A maioria das coisas que os pais fazem, os filhos repetirão, inconscientemente ou não. Se eles vêem em nós traços de caráter negativos ou destrutivos, passarão anos sentindo-se desequilibrados, cheios de problemas. Tudo o que temos de fazer para evitar isso é assumir a responsabilidade com relação ao que dizemos ou fazemos e ter consciência do que estamos transmitindo para essas preciosas almas, sob nossos cuidados.

Grande parte do ato de se comunicar se resume em ouvir. A comunicação pode ter problemas se uma das partes tenta explicar alguma coisa para a outra, sem respeitar o ponto de vista ou os limites desta. Para evitar o caos e o tumulto na comunicação, precisamos nos lembrar de nunca nos dirigir a alguém com malícia ou com más intenções. Se você deparar com uma situação desagradável, expresse o que sente com sinceridade, nunca com medo. Se seu filho disse alguma coisa que o aborreceu, não o ataque. Procure dizer: "Não entendi o que você quer dizer com isso." Esse é um convite para ele dizer a você o que de fato está sentindo. Se simplesmente gritasse com Maximo no dia em que ele não parava de choramingar, eu nunca seria premiada com a informação tão importante que ele acabou por me dar: confessar que estava triste.

Quando você quiser dizer alguma coisa ao seu filho, peça a ele para ouvi-lo com a mente aberta. Deixe claro também que você está disposto a ouvir o que ele terá a dizer depois. O medo de se comunicar de forma franca e aberta em geral é pior do que o ato concreto de pronunciar as palavras. Quando as crianças nascem, elas não têm medo da intimidade, do amor e da expressão dos sentimentos. Só as experiências negativas é que fazem com que elas se fechem. Deixe que elas se expressem e faça você o mesmo. Assim você propiciará experiências positivas que as crianças precisam para manter o coração aberto e a mente em desenvolvimento.

E quanto à comunicação das crianças entre si? Em geral os problemas surgem quando uma criança não quer emprestar à outra algo como um brinquedo de que gosta muito. Essa questão é sempre complicada na infância. Não é sempre que a criança não quer emprestar suas coisas; ela às vezes tem *medo* de emprestá-las. Ela pode não saber o que "emprestar" realmente significa. A criança pode ter medo de que, se ela der seu brinquedo favorito a um coleguinha, ele nunca o devolverá. Um dia Zoë quis brincar com um brinquedo de Maximo, um brinquedo que toca música. Cada vez que ela se apoderava do brinquedo, Maximo esperneava. Expliquei a ele que o fato de Zoë pegar o brinquedo não significava que ele tinha que *dá-lo* a ela. Ele o teria de volta. Mas esse argumento não o convenceu. Seu medo de perder o brinquedo ainda era muito grande. Então eu quis saber por que ele era tão possessivo com relação àquele brinquedo em especial. Mais tarde ele me contou que estava com medo de que Zoë o quebrasse. Ele não achava que ela tinha pegado o brinquedo com o mesmo cuidado que ele. Em vez de lhe passar um sermão ou de tentar convencê-lo de como era importante emprestar as coisas, sugeri que ele escondesse o brinquedo de Zoë quando ela viesse em casa e a deixasse brincar com aqueles dos quais não tivesse tanto ciúme.

Emprestar é algo sobre o que as crianças aprendem devagar. Pode ser mais fácil começar ensinando-as a compartilhar objetos de que elas não gostem tanto. É importante respeitar o medo que a criança tem de abrir mão de algo que ela gosta muito. Mais uma vez, a melhor forma de ensiná-la a emprestar o que tem é dar o exemplo. Deixe que seu filho veja você emprestando espontaneamente suas coisas, e ele aprenderá a fazer o mesmo.

Mostre sua admiração pelos seus filhos, mesmo quando eles lhe contarem sobre os pequeninos detalhes da vida, ou os mostrarem a você. Deixe que eles saibam que você está ouvindo o que eles têm a dizer, e deixe claro que você *sempre* ouvirá. Quando Maximo tinha dois anos e meio, Michael e eu fizemos uma grande festa. Enquanto eu estava na cozinha, providenciando café e bolo para as quinze pessoas que esperavam na sala, Maximo pegou duas grandes colheres da gaveta e estendeu-as para mim com um olhar interrogativo. Eu então expliquei a ele para que elas serviam. Na opinião dele, no entanto, elas serviriam melhor para limpar o chão da cozinha. Enquanto eu fazia o café, ele fez de conta que limpava o chão, enfiando as colheres nos cantos e batendo com elas nos azulejos. Um trabalhão para uma criança. Depois disso, assegurou-me de que ele tinha feito todo o serviço. Ele precisava ouvir a minha aprovação e saber que eu estava orgulhosa do que ele tinha feito. Precisei de apenas cinco segundos para comunicar isso a ele.

Maximo estava convencido de que ele tinha me ajudado com suas colheres, as quais tinham trazido à tona uma importante questão. Seus filhos têm o direito de ter opinião própria, mesmo que você, na infância, não tenha recebido esse privilégio. Por favor, nunca impeça seus filhos de dizerem o que pensam. Incentive-os a falar. Se disserem algo que magoe você ou que seja negativo, talvez você precise explicar a eles o que de fato disseram e como isso soou aos seus ouvidos. Então, ajude-os a expressar o sentimento de tristeza, de solidão ou de raiva, que estava por trás das palavras "duras" que eles disseram a você. Se não conseguirem exprimir esse sentimento, dê um tempo a eles: diga-lhes que vocês não precisam conversar sobre o assunto naquele momento; mas não se esqueça de voltar ao assunto uma outra hora. Lembre-se, a infância passa rápido; e você está construindo os alicerces nos quais eles se apoiarão a vida inteira. É tarefa sua ajudá-los a ter uma vida saudável, cheia de amor e de força. Compreensão, amor e paciência são as chaves para cumprir essa responsabilidade. A recompensa de tudo isso será a incrível relação de amor e de intimidade que você terá com seus filhos.

Essa forma de se comunicar com os outros aplica-se a todos, jovens e velhos. Nós nunca somos velhos demais para aprender a nos comunicar. Procure ver o quanto o diálogo é importante. Esteja aberto para ouvir o que os outros têm a dizer a você; e então fale sobre os seus sentimentos mais verdadeiros. Não coloque um ponto final na conversa só porque a opinião do outro não o agrada. Se não entendeu o que a outra pessoa quis dizer, diga isso a ela. Se essa pessoa for seu filho, e você não gostar do que ouviu, pare e faça uma pausa para tentar entender aonde ele quer chegar. Você se comprometeu a ouvir e, se não cumprir o que prometeu a si mesmo, é preciso que esteja preparado para arcar com as conseqüências: seu filho vai ter muita dificuldade para falar abertamente com você.

À medida que seu filho cresce, nunca deixe de conversar com ele e de ouvir o que ele tem a dizer. As crianças sempre demonstram quando estão prontas para processar a informação que você transmite a elas. Nunca pressuponha que elas têm a capacidade de captar as idéias no ar ou de ler seus pensamentos. Se você não disser a elas o que pensa, elas não adivinharão. Uma das minhas histórias favoritas, quem protagonizou foi meu próprio filho. Quando tinha três anos de idade, Maximo já entendia o significado do Natal. Sabia que era a comemoração pelo nascimento de Jesus. Apreciava a beleza das luzes e das decorações natalinas. Adorava os presentes sob a árvore e sabia por que estavam ali, assim como sabia que Santa Claus era Papai Noel, o velhinho que as renas levavam a todo lugar. Maximo ficava feliz de passar essa data com a família e com os amigos, compartilhando com eles tudo isso. Ele sabia o que significavam os biscoitos, os bolos e as velas de Natal. E os adorava! Mas aí vinha a Páscoa, e nós começávamos mais uma vez a celebrar com decorações, lindas cores de primavera, ovos pintados e, claro, coelhos da Páscoa. Quando ele começou a perguntar quando faríamos a árvore, colocaríamos as luzes do lado de fora da casa e mostraríamos os presentes para a ocasião festiva, eu tentei explicar a ele o significado da Páscoa. Meu filho de três anos, com toda sua gloriosa inteligência, não conseguiu entender a minha explicação. Quando perguntou se o coelhinho da Páscoa estava com Jesus na manjedoura, percebi que ele não estava pronto para assimilar a informação que eu lhe dava, não importando a maneira como eu a explicasse. Parei de sobrecarregar seus circuitos com tanta explicação e esperei até que ele tivesse idade suficiente para entender tudo aquilo. As crianças sempre demonstram quando estão prontas para receber a informação que você quer dar a elas.

Sempre dê aos seus filhos — ou a quem quer que seja — o benefício da dúvida. Se um deles agir de maneira estranha numa determinada situação, é bem provável que esteja com medo ou se sentindo pouco à vontade. Se isso acontecer, procure um lugar seguro, distante da situação que estão enfrentando. Fale o que está sentindo, sem exigir que ele compreenda seus sentimentos. Se seu filho não entender o que ele mesmo está sentindo, ajude-o ouvindo o que ele tem a dizer e fazendo com que ele se sinta à vontade para se voltar para si mesmo e procurar entender seu mundo interior. Se assim mesmo ele resistir — aparentemente com medo de falar o que sente —, talvez você precise procurar ajuda. Pode ser que ele esteja com medo de ser castigado e precise ouvir a palavra amiga de uma outra pessoa.

Nunca se deve castigar alguém por falar a verdade. No papel de mãe ou pai/guardião, você precisa saber por que seu filho está se comportando de uma maneira que o preocupa. Depois que sua filha justificou o comportamento dela, explique por que o que ela fez é errado. Se o incidente se repetir, faça isso novamente. Você sabe, por experiência própria, que às vezes precisamos bater na mesma tecla para aprendermos uma lição. Isso também vale para o seu filho. Paciência, compreensão e franqueza são instrumentos muito melhores para ensinar do que o castigo, especialmente quando ele é dado sem explicações.

E o que dizer da regra sempre tão mencionada de que o pai e a mãe devem sempre manter a aparência de que tudo vai bem entre eles? Isso raramente funciona. Eu tenho a profunda convicção de que os pais nunca devem esconder suas brigas. Pelo seguinte motivo: as crianças sempre sentem a tensão entre os pais e por isso podem formar idéias horríveis sobre o que elas acham que está acontecendo — e em geral culpam a si mesmas. Nunca esconda suas desavenças. O melhor remédio é mostrar à criança como você enfrenta as dificuldades. Só assim ela aprenderá que é possível duas pessoas chegarem a um acordo. Deixe que seus filhos tenham relacionamentos independentes com os pais. É bem provável que eles reajam de modo diferente com cada um dos pais. Isso é normal e saudável. Os laços que temos com cada pessoa são diferentes, e isso precisa ser incentivado, nunca criticado.

Um dos seus filhos pode acabar fazendo o papel de mediador ou de guardião da paz familiar. Michael e eu sempre fazemos uma guerra por causa da conta do telefone. Ele acha que o total a pagar é sempre astronômico, porque ele não é de falar no telefone e quase nunca o usa. Eu, por outro lado, *vivo* falando ao telefone e estou disposta a pagar o que for preciso para usá-lo. Um dia desses, quando nós começávamos a armar uma briga justamente por causa disso, Maximo interveio: "Tudo bem, já chega! Vocês já disseram a mesma coisa um milhão de vezes." Michael e eu paramos, surpresos. "Você tem razão", dissemos. O comentário de Maximo nos proporcionou a pausa de que precisávamos. Então ele perguntou para mim: "Você pelo menos poderia tentar fazer os interurbanos nos horários em que a tarifa é mais baixa?" Eu disse que sim. Maximo não estava com medo de se envolver na briga porque sabia que não se tratava de algo realmente sério. Nós tínhamos mostrado a ele, mais de uma vez, que todo mundo briga de vez em quando, e que não é o fim do mundo só porque duas pessoas não se dão muito bem. Max até se sente à vontade para nos ajudar a chegar a uma solução!

Há ocasiões em que é mais fácil se comunicar depois de fazer uma pausa, refletir, meditar ou rezar. A prece pode ser uma ótima preparação para ter uma conversa com alguém. Trata-se de uma comunicação com um poder superior, e nós precisamos nos dirigir a ele da mesma forma que nos dirigimos às pessoas: com honestidade, peito aberto, liberdade e... sem medo. É disso que precisamos para praticar. Já contei a você sobre os meus guias espirituais. Eles me trazem muita paz e lucidez. Procure a sua própria ligação com a prece. E sugira aos seus filhos várias formas de meditar, de se voltar para o mundo interior. Pode ser algo que você aprendeu com a sua religião; pode ser algo que aprendeu com sua própria experiência. Não importa como aprendeu essas formas de meditação, fale sobre elas com seus filhos e ensine-os a respeitar as várias religiões e rituais que existem no planeta. Deixe que eles experimentem diferentes maneiras de fazer uma prece e escolher a que mais os agrada. Rezar não é só se comunicar com Deus; é também se comunicar consigo mesmo. Ser sincero consigo mesmo e com relação ao que sente, espera ou teme. Se seus filhos aprenderem a ser abertos e francos com eles mesmos, agirão da mesma forma com todos os que cruzarem o caminho deles.

Nossa jornada de vida exige que nos comuniquemos com as outras pessoas. Não existem regras. Só o medo e a insegurança nos impedem de nos abrir para o amor e para a força que está à nossa volta. Lembre-se de que a raiva finca suas raízes no medo. Se a criança expressa raiva, é sinal de que está com medo. Procure investigar a razão desse medo em vez de castigá-la por ter raiva. As crianças não nascem com medo ou inseguras. Não se esqueça de que elas seguem o nosso exemplo. Se demonstramos consideração, compaixão e amor, é isso que vai preencher o coração e a vida delas para sempre.

SEIS

O Estado de Graça Proporcionado pela Disciplina

Quando a maioria de nós ouve a palavra disciplina, em geral sente um aperto no peito. Lembramo-nos das palavras duras e dos castigos que recebemos dos pais e dos professores. Lembramo-nos de como tentavam nos controlar. No papel de pais, também pode nos vir à mente — e nos causar um leve mal-estar — as tentativas que fazemos para disciplinar nossos próprios filhos, para exercer controle sobre o comportamento deles, em geral usando meios que nossos pais também usaram para nos controlar. Em nenhum outro momento nós imitamos tão bem o que fizeram conosco — mesmo que tenhamos feito um pacto consciente com nós mesmos: "Eu nunca serei igual a minha mãe ou a meu pai." Mas quando a raiva e a frustração falam mais alto, nosso primeiro impulso é, muitas vezes, fazer o que nossos pais fizeram conosco.

Se eles nos desrespeitaram verbalmente ou usaram de violência física para nos educar, precisamos quebrar esse ciclo de maus-tratos o quanto antes. É hora de mudar nossa visão de disciplina, para enfatizar os aspectos mais positivos e brandos dessa arte. Sim, porque a disciplina é uma arte quando movida pelo amor e pela vontade de fazer o melhor por uma alma — pela alma da criança e pela sua. O objetivo da disciplina não é reprimir outro ser humano; é fazer aflorar dentro dele o senso de responsabilidade. Ajudar essa pessoa a desenvolver a capacidade de disciplinar a *si mesma*. Esse também é o objetivo deste capítulo: ajudar você a ver a disciplina como uma arte encantadora, e a esquecer a posição ditatorial que geralmente nos vem à mente quando ouvimos a palavra *disciplina*.

Quando o respeito e o amor são as forças que norteiam você, a disciplina não significa impor a sua vontade ao seu filho, fazendo com que ele tenha o comportamento que você acha que uma criança deve ter. Ela se torna uma forma de possibilitar o diálogo entre você e ele, para que cheguem juntos à solução de como conviver com as pessoas da forma mais produtiva possível. O fato de chegar junto com ele a essa solução é o que eu chamo de estado de "graça": uma atmosfera de amor e de respeito em que você e seu filho definem e respeitam os limites um do outro, assumindo um compromisso que satisfaz ao máximo as necessidades e os desejos de ambos. A disciplina é sempre um trabalho que se faz em grupo. Se você e seu filho (ou filhos) agirem em conjunto chegarão espontaneamente a esse estado de graça, que é a meta da disciplina: equilíbrio, perdão e disposição para alcançar um objetivo comum.

Uma coisa que aconteceu há pouco tempo com Maximo e Zoë ilustra muito bem o que eu quero dizer. Nós estávamos brincando na piscina, jogando água um no outro, brincando, fazendo bagunça. Maximo e Zoë começaram a ficar cada vez mais agitados, até que passaram da conta. Empurravam-se com mais força, jogando cada vez mais água no rosto um do outro. Percebi que eu precisava tomar uma atitude e meu primeiro impulso foi dizer algo como: "Ok, podem ir parando. Sosseguem!" Mas eu sabia que não adiantaria só *di-*

zer aquilo; eles estavam entusiasmados demais com a brincadeira para me obedecer. Eu tinha que dar um jeito de fazê-los se acalmar. Eu também sabia que, para dar conta da situação, precisaria da cooperação deles. Para evitar gritos e lágrimas, seria preciso que eles *quisessem* se acalmar.

Eu precisava desviar a atenção deles. "Ei, vejam só", gritei. Olhando para um ponto distante, apontei na mesma direção e disse: "Estou vendo um castelo ali." Max e Zoë pararam de repente. "Onde?", perguntaram ao mesmo tempo. "Não estão vendo? Ali!", disse, apontando de novo. Logo as crianças entraram na brincadeira do faz-de-conta. "Quantas janelas ele tem?", perguntei. Maximo disse: "Sessenta!" Zoë acrescentou: "Estou vendo uma rainha. Ela tem brincos de safira e um lindo colar." Max então continuou: "Estou vendo uns cavalos perto do fosso que rodeia o castelo." Então foi a vez de Zoë enfeitar ainda mais: "A rainha está acenando para os cavalos!" À medida que Maximo e Zoë acrescentavam mais detalhes, foram ficando mais calmos; a energia, em vez de se irradiar para fora, voltava-se para dentro deles. Quando acabaram de visualizar o castelo, já tinham se acalmado por si mesmos. Eu encontrei uma forma de fazer com que *todos* nós ficássemos mais calmos — sem impor "a lei"; levando-os a diminuir o ritmo naturalmente. A "disciplina" funcionou porque trabalhamos em grupo. *Todos* participaram do processo; como resultado, todos foram se acalmando aos poucos.

Cada um de nós é um indivíduo e precisa estabelecer seus próprios limites. Mas a diferença entre limites positivos e liberdade e limites negativos e controle à base da força está nos resultados. Quando a disciplina é usada de forma negativa, ela começa a criar problemas; quando tentam nos controlar à força, quando sentimos que a nossa liberdade está sendo desrespeitada, ficamos com raiva e passamos a dar menos valor a nós mesmos. Quando sufocamos nossos filhos com limites negativos, tiramos deles a chance de correr riscos positivos por causa do nosso medo da mudança; sabotamos a parcela de aventura que a vida reservou para eles. Nas gerações passadas, em praticamente todos os lugares do mundo (embora hoje em dia isso ainda seja muito freqüente), a disciplina estava tão ligada à idéia de controlar e de impor respeito à base da força que inspirava medo. Mas o respeito que é fruto do medo não é respeito de fato, pois o verdadeiro respeito é resultado de uma disciplina positiva — motivada pelo amor. A disciplina positiva, aplicada com afeto, ajuda a formar uma pessoa equilibrada e com boas intenções, que se sente compreendida, não tolhida ou dominada.

Mas eu sei como pode ser complicado, às vezes, praticar essa disciplina positiva, pois passei por experiências bem difíceis nesse sentido. Quando Maximo tinha três anos, ele já sabia uns dois ou três palavrões. Era inevitável que ele ouvisse esses termos à sua volta e os absorvesse como uma esponja. Ele já havia notado como esses termos chocavam as pessoas e por isso ele soltava um às vezes só para me chocar. Eu explicava que não eram palavras bonitas e que ele não devia pronunciá-las em público. Admiti que eu deixava escapar um de vez em quando, mas que eu também não devia usá-los e, portanto, me desculpava em seguida. No entanto, Maximo adorava o som dessas palavras. Sempre que podia dava um jeito de usá-las — e tenho que admitir — sempre em contextos bem apropriados. Para acabar com essa sua mania, tentei de tudo: o severo "Não, não é assim que se fala!", o método de fazer de conta que não se ouviu nada, e o pedagógico: "Lembre-se do que eu falei sobre essa linguagem!" Então, um dia, Maximo estava brincando com o filho de quatro anos de uma visita. A criança estava mexendo nos brinquedos dele sem nenhum cuidado. Meu filho ficou tão exasperado que pediu para a mãe dele intervir. Ela o repreendeu por um momento, mas foi em vão. O menino continuou. Logo vi Maximo descendo a escada cheio de raiva. Olhando para a mãe do garoto, apontou para o peito e abriu os braços anunciando: "Eu sou o Power Range e ele é um bunda-mole!" Fiquei horrorizada. Pedi desculpa por nós dois, levei-o a outro cômodo e expliquei que o que ele tinha feito não era certo. Avisei-o de que da próxima vez que falasse daquele jeito ficaria de castigo — e que, se isso não adiantasse, ficaria sem ganhar brinquedos e presentes por um bom tempo. (Não há nada de errado em recompensar os filhos por terem se comportado de maneira respeitosa e com compaixão. Você não precisa dar a eles brinquedos caros ou comprados em lojas; pode ser algo que você tenha e que os agrade, como uma chave de fenda, um colar ou um jogo de lápis. Quando você os recompensa, está dizendo que está orgulhosa deles.)

Maximo teve que se desculpar muitas vezes aquele dia, mas essa pequena alma tem um temperamento forte. Não muito tempo depois desse episódio, fomos à barraquinha de doces mantida pela escola para angariar fundos. Depois de ter comido quase uma dezena de pedaços de bolo de chocolate, ele pediu para que eu comprasse mais um. Expliquei que ele já havia comido demais. Com a boca suja de açúcar, ele virou para mim e — na frente dos seus colegas de classe e de outras mães — disse: "Foda-se, quero mais um." Bem, tivemos que ir para casa. Fiquei tão possessa que o que eu *temia* que acontecesse, aconteceu. Ele tinha mais uma vez falado palavrões na frente de outras pessoas. Minha reação foi usar a disciplina de forma negativa. Entramos no carro, fechei os vidros e pude gritar com ele ao longo de todo o percurso até em casa, repetindo que ele tinha passado da conta. Eu já tinha avisado para ele parar de usar aqueles termos. Eu gritava e ameaçava: "Você está proibido de brincar, de ver TV, de jogar *video game*." Eu estava fora de mim. Como Maximo não estava acostumado a me ver daquele jeito, ficou inconsolável. Pelo resto do dia, não agiu como de costume. Nervoso e demonstrando medo, sobressaltava-se com cada gesto que eu fazia. Eu havia apelado para a disciplina negativa, deixando-o tão consternado que não foi capaz de expressar seus sentimentos.

Então refleti e pedi desculpas a ele pela reação que tive — eu estava com raiva e fora de mim. Sentei-me com ele mais uma vez para deixar bem claro o que precisaríamos fazer se ele continuasse a usar aquela linguagem. Dessa vez, porém, eu usei sua própria disciplina infantil. Disse a ele que, se concordasse em não usar aqueles termos na frente de outras pessoas, mas só quando estava sozinho no quarto, eu deixaria que ele os dissesse ou pensasse neles. Mas ele não poderia usá-los quando estivesse fora dali, e nunca quando tivesse outra pessoa com ele no quarto. Essa se tornou a disciplina dele, e eu nunca mais tive problemas com relação a isso. Quando ouve coisas não muito próprias, ele me procura e diz: "Ouvi uma palavra feia de novo, mãe!", para me assegurar de que ele sabe que não se deve usar essas palavras em público.

A disciplina positiva funciona porque seu objetivo não é tolher o espírito da criança; pelo contrário, seu objetivo é dar à criança uma orientação que ela possa entender e seguir. Quando você dá ao seu filho a oportunidade de falar, ou espaço para agir de acordo com a vontade dele, nas ocasiões em que levantam questões sobre comportamento, você dá poder a ele. Além disso, ele não sente como se os pensamentos ou sentimentos dele estivessem errados. Com a disciplina positiva, você consegue fazer com que seu filho entenda que alguns *comportamentos* são inaceitáveis, mas que os *sentimentos* das pessoas são sempre aceitáveis. Quando a disciplina é algo de comum acordo entre você e seu filho, você pode ajudá-lo a não agir movido por esses sentimentos de uma forma inadequada, ao mesmo tempo em que dá a ele chance de expressá-los. Você não tira dele a vivacidade, a energia de viver, mas lhe proporciona uma "terra fértil" onde ele possa fincar suas raízes e crescer forte.

Se, na infância, a maioria de nós tivesse vivido a mesma experiência por que Maximo passou, na barraca de doces, teríamos apanhado da nossa mãe ou ela teria lavado a nossa boca com sabão, ou teria nos mandado para o quarto (sem que nos atrevêssemos a sair de lá). Foi certamente por isso que eu passei quando criança, e não sei como consegui sair praticamente ilesa. Eu sei, por experiência própria, que a disciplina negativa é capaz de criar uma muralha de medo, de falta de confiança em si e de raiva, que raramente desaparece quando se chega à idade adulta. Mesmo nas crianças que são amadas pelos pais a disciplina negativa estremece os laços de afeto e segurança que a criança possa ter com eles. Felizmente, mesmo quando você cede ao primeiro impulso e castiga seu filho de forma negativa, como aconteceu comigo na barraca de doces, você ainda tem tempo de mudar o curso dos acontecimentos.

Há algum tempo, um amigo divorciado, pai de uma menina de três anos de idade, foi nos visitar com a filha. Ele comentou que ela tinha sido uma "menina muito má" na noite anterior, durante o jantar. Normalmente, eu não dou palpites sobre a maneira como as outras pessoas criam os filhos, mas não pude me conter quando vi o ar magoado e incompreendido com que a menina olhou para o pai quando ele disse isso. Eu disse a ela: "Sei que você não é uma menina má. Você pode ter feito alguma coisa errada, mas você não é má." O pai retrucou: "Não, você não entendeu. Ela foi um monstro a noite passada, durante o jantar — gritou, espalhou comida por todos os lados, jogou o garfo e a colher no chão." O pai então contou que a menina só parara de fazer escândalo quando ele ameaçou comprar um gato, criatura da qual ela tinha pavor. A ameaça fez com que ela ficasse paralisada de medo. Eu me virei para o pai e disse: "Você não percebe que você é um rei para esta criança? Por que fazê-la ter medo do seu rei? Ela provavelmente estava cansada e precisava que você a confortasse, não que a apavorasse." O pai, com os olhos marejados, compreendeu o mal que causara àquela menininha. Ficou aborrecido porque se lembrou de que tinha sofrido o mesmo quando era garoto. Então disse à filha que ela nunca era uma menina má; só se comportava mal de vez em quando. Assegurou-a de que ela sempre deveria se considerar uma garota bondosa.

Tantas histórias de disciplina negativa ecoam na minha memória... e eu tenho certeza de que ecoam na sua também. Talvez sejam lembranças da infância ou lembranças (até mais dolorosas) de ocasiões mais recentes, em que você agiu mal com seus próprios filhos. Uma vez eu estava com Maximo numa sorveteria em New Jersey, aguardando na fila a minha vez de ser atendida. Meu olhar foi atraído por uma família a certa distância, com uma garotinha que olhava encantada para a sorveteria, só observando. Mas ela encarava as pessoas e isso não agradava o pai. Ele deu um tapa no braço da menina e disse de maneira enérgica: "Vire pra lá! Não fique olhando pra todo mundo desse jeito!" Eu nunca me esqueço do ar chocado da menina. O tapa fora um castigo completamente despropositado, e imposto por alguém cuja companhia deveria inspirar-lhe segurança. No ambiente colorido da sorveteria, era absolutamente natural que ela quisesse olhar tudo, curiosa, para se sentir mais à vontade num ambiente estranho. O pai desrespeitou os limites e as necessidades dela, aplicando a disciplina negativa — e tudo porque ele não achava apropriado que ela ficasse olhando as outras pessoas. Aquilo era sufocante! Tenho certeza de que essa disciplina negativa causou uma grande frustração na menina — o tipo de frustração que dura a vida inteira e aumenta a cada vez que os pais aplicam a disciplina negativa. Tudo que o pai tinha a fazer era pedir educadamente que ela se sentasse e olhasse para a frente, explicando que não havia nada de errado em olhar as pessoas; ela só não devia encará-las. No entanto, ele nem sequer permitiu que ela olhasse;

reprimiu a curiosidade e a atenção dela, não deixando que tivesse liberdade para observar e aprender.

Viver instigando medo na criança é algo totalmente desnecessário e cruel. O respeito não é um produto do medo. O medo é usado para controlar, e não para disciplinar com carinho e eficiência. Ele causa frustração e bloqueia a comunicação entre pais e filhos, fazendo com que eles se distanciem em meio à negatividade. As crianças que têm medo dos pais terão medo da vida, medo de passar por experiências e de correr riscos. Elas ouvirão dentro da cabeça aquele *não* enfático e negativo, que ouviram tantas vezes — e muito provavelmente aprendem que só conseguirão expressar a raiva e/ou se impor na base do grito.

A palavra *não* é muito forte. Use-a com sabedoria e só quando necessário. E, quando a usar, nunca deixe de dar também uma explicação, com calma. O som dessa palavra em si já é algo muito forte. Só eleve o tom de voz em circunstâncias extremas, quando houver algum perigo iminente. Se você vive gritando com seus filhos, eles ficarão tão insensíveis ao som que podem não reagir com a rapidez necessária nas situações de risco.

Respeitar limites é a chave da disciplina positiva. Convém estabelecer certos limites para seus filhos, embora devam ser flexíveis o suficiente para se adaptar à jornada pessoal de cada um deles. Lembre-se de que as crianças também têm seus limites — limites que elas próprias estabelecem — e você precisa respeitá-los se forem razoáveis. Pode ser difícil se lembrar disso, principalmente quando a criança faz alguma coisa que o tira do sério; que faça você ficar com tanta raiva que não tenha tempo de dar um passo para trás, respirar fundo e tentar ver a situação como um todo. Uma manhã dessas, Maximo estava exagerando nas brincadeiras de mão com Zoë. Empurrava-a com violência enquanto andavam lado a lado, puxando-a pelo braço e desviando-a do caminho. Não que Zoë fosse de todo inocente. Na verdade, ela o tinha provocado. Fazendo de conta que era a irmã mais velha, ela implicava com ele, atormentava-o e aborrecia-o com sarcasmos. No entanto, depois do terceiro ou do quarto empurrão que Maximo lhe deu, Zoë recuou, com medo de que ele a empurrasse de novo. Como detesto vê-la reagir com medo (isso me lembra o jeito como eu mesma reagia aos maus-tratos de meu pai), fiquei brava: "Você não quer que as pessoas tenham medo de você, não é, Maximo? Então vá para o seu quarto e pense a respeito!" Minhas palavras não foram ofensivas, mas o meu tom de voz foi. Como eu gritei com Maximo, tudo o que ele percebeu foi que eu alterei o meu tom de voz. Sem ter por quê, eu tinha sido tão violenta com ele, verbalmente, quanto ele tinha sido fisicamente com Zoë. Eu desrespeitei os limites *dele*. Max de fato foi para o quarto, mas eu fui atrás dele para me desculpar por ter perdido a cabeça. Expliquei calma e simplesmente por que o comportamento dele tinha me incomodado tanto. Ele disse: "Mas Zoë estava me *chateando*!" Eu reconheci que Zoë às vezes era fogo, mas acrescentei que isso não era desculpa para empurrá-la ou tratá-la com violência. Essa era uma boa oportunidade para ensinar a ele algo sobre autodefesa, que, expliquei-lhe, nunca devia ser física, a menos que fôssemos ameaçados por algum perigo real e precisássemos nos proteger. Depois disso, como eu estava mais calma e dera uma chance para que Maximo se explicasse, ele ouviu e entendeu o que eu disse, sem reagir simplesmente ao meu tom de voz zangado. Nossos limites foram restaurados — o que também significa que o respeito, o amor e a compreensão mútua também foram.

Lembre-se de que um tom de voz alterado é suficiente para comunicar a sua própria mensagem, que pode ser bem diferente daquela que você quis passar. Quando você está gritando, a pessoa com a qual estamos nos "comunicando" simplesmente grita conosco também. Nessas ocasiões, não estamos em contato um com o outro; estamos apenas nos atacando ou nos defendendo. Ensine seu filho a respeitar limites e mostre a ele as conseqüências de desrespeitá-los. Mas nunca desrespeite os limites dele, explicando, aos gritos, como é importante respeitar limites! Se você violar esse acordo, estará transmitindo uma mensagem contraditória. E a mensagem negativa é quase sempre a que fala mais alto. Ajude seus filhos a entender a noção de limites com explicações claras, mas também com exemplos que você dá, respeitando os limites deles. Deixe que eles questionem esses limites e estabeleçam os seus próprios, como nos momentos em que querem ficar sozinhos no quarto com um amigo. No entanto, fique atenta ao que está acontecendo, batendo na porta gentilmente de vez em quando para ver o que eles estão fazendo.

É sempre útil lembrar como o cansaço pode nos fazer perder a paciência. Leve em conta as horas do dia. Às quatro ou cinco horas da tarde, em geral a criança está cansada — e você mesma pode estar exausta. Tenha paciência: quando você está muito cansada, tende a dizer coisas que não diria normalmente. Uma vez, no final do dia, Maximo sujou o cabelo com *ketchup* e limpou-o no nosso sofá branco. Eu disse a ele, umas seis vezes pelo menos, para ir à cozinha e pegar um pano úmido para limpar o sofá, mas ele me ignorou. Então eu disse que eu achava que ele devia passar algum tempo no quarto e que, portanto, devia subir. Mas antes perguntei se ele entendia por que devia ser disciplinado daquele jeito. Ele olhou para mim com cara de sono e disse que entendia, que sentia muito pela bagunça que fizera. "Mas eu estou cansado, mãe. Posso ir deitar e ver um vídeo? Não quero fazer mais bagunça, eu juro." Olhei para ele e vi aquele garotinho de cinco anos de idade com aparência tão cansada. Eu sabia que era hora de ele ir para cama e não de se aborrecer por causa de *ketchup*. Às vezes, a disciplina tem que ser aplicada com delicadeza; você precisa mostrar todo o seu amor e a sua compreensão, especialmente com um filho de um, dois, três, quatro ou cinco anos de idade. Seja flexível, compreensivo, diga "por favor" e "obrigada", e aprecie seu filho por dizer "por favor" ou "obrigado" a você.

Se criar seu filho com amor, usando a disciplina positiva, ensinando-o a respeitar limites, deixando que ele empreenda sua jornada pessoal com segurança, você estará garantindo a ele a dádiva da liberdade. Como resultado, ele saberá avaliar os riscos que correr na vida, fará escolhas que beneficiem a ele e aos outros, terá força interior e aprenderá a respeitar por amor, não por medo — seguindo em frente na vida com confiança. Você, por sua vez, estará em paz com a maioria das decisões dele, confiante de que ele será capaz de enfrentar as aventuras que a vida lhe reserva, sem passar por perigos desmedidos.

SETE

Criar os Filhos sem o Parceiro

Num lar em que o pai e a mãe estão presentes, em que ambos arcam com a responsabilidade de criar os filhos, o pai, ou a mãe, pode uma vez ou outra dar uma folga ao parceiro, deixando que ele cuide das necessidades pessoais e volte para a grande arena da vida. Mas se você cria seu filho sozinho, o tempo e a dedicação são constantes, e você pode ter a impressão de que nunca poderá gozar de um bem-merecido descanso. Paciência, como sempre, acabará se tornando um fator importante para remediar a situação.

Embora criar filhos sem pai, ou sem mãe, seja uma via pavimentada com grandes alegrias e grandes dificuldades, não significa que seja necessariamente o pesadelo que as pessoas costumam apregoar por aí. Pode ser, pelo contrário, um sonho que se torna realidade. Se o pai ou a mãe do seu filho não está ao seu lado, cuidando da criança, você é obrigado a dar uma boa olhada dentro de si mesmo e fazer vir à tona a energia positiva que é fruto do amor que você tem pelo seu filho.

Criar um filho sozinho costuma ser uma opção espiritual — uma parceria escolhida pela sua alma e pela alma da criança. Uma nova alma escolhe uma determinada pessoa para ser ao mesmo tempo seu pai e sua mãe, com o propósito de aprender determinadas lições na vida, assim como você optou por criá-la sem a ajuda de um parceiro, também para aprender determinadas lições na vida. Você tem que ter sempre em mente o fato de que tudo foi uma questão de escolha. Se falhar — se desistir de arcar com a responsabilidade por essa escolha que você e a criança fizeram —, você corre o risco de desforrar no seu filho, e na tarefa de criá-lo, a frustração e a raiva que sente pelas dificuldades que enfrenta. Frustração, medo e raiva fazem parte da vida de quem cria um filho sozinho (assim como fazem parte da vida de qualquer família). No lar em que um dos pais faz o papel de pai e mãe, essas emoções podem ser geradas pela falta do parceiro, devido a um divórcio, pelo fato de um dos pais se negar a assumir a responsabilidade de criar o filho, embora o casal viva sob o mesmo teto (um pai "ausente", mesmo que esteja fisicamente presente), ou pela morte de um dos pais. Essas emoções dolorosas só podem ser contornadas de modo eficaz se você se lembrar de que está passando por essa situação difícil, não por causa do seu cônjuge ou do seu filho ou de mudanças imprevisíveis ditadas pelo destino; você está passando por isso porque essa era a maneira pela qual você poderia aprender as lições de que precisava.

Quando você é pai solteiro ou mãe solteira, seu foco de atenção deixa de ser você mesmo e se amplia, para incluir uma outra alma. A mãe de Zoë, Marilyn, que tomou a decisão de ter um filho mesmo sendo solteira, está absolutamente consciente dessa mudança, agora que tem uma filhinha. Ela me contou que, antes de ter Zoë, sua vida era tão centrada nela mesma que, olhando em retrospectiva, ela lhe parecia insípida e desestruturada; Marilyn teve vários relacionamentos superficiais, vivia para satisfazer seus desejos passageiros. Mas esse tipo de vida aos poucos foi se tornando cada vez mais insatisfatório. A decisão de ter um filho foi a decisão de sentir e dar o amor que ela nunca compartilhara com ninguém. O amor, como Marilyn descobriu, torna a vida mais bem-estruturada e extremamente harmoniosa. Pela primeira vez na vida, ela conseguia se sentir realizada do ponto de vista espiritual. O fato de Zoë ter estruturado a vida de Marilyn não significa que ela deixou de ter graça. A espontaneidade e o temperamento instintivo da filha ajudaram-na a gostar da idéia de compartilhar a vida com ela. Marilyn tinha uma vida sem objetivos; hoje sua maior preocupação é estar com o grande espírito que ela trouxe ao mundo: a filha.

De certa forma, criar um filho sozinho é, na verdade, como ser pai e mãe ao mesmo tempo: exige que nos dediquemos a ele *o tempo todo*. As recompensas, no entanto, também são constantes. Por exemplo, o fato de ter uma filha fez com que Marilyn, pela primeira vez, conseguisse curar a si mesma; ela sente que Zoë ensinou-lhe mais lições espirituais do que ela jamais pensou ser possível. Entretanto, por mais lindo e profundo que seja o amor infinito de Marilyn pela filha, ela — assim como muitas outras pessoas que criam os filhos sozinhas — descobriu que o pêndulo pode oscilar bem depressa para o lado da superproteção, da superestimulação e de um amor que, em vez de proteger e libertar, mima e sufoca.

Esse é um desafio que a maioria dos pais ou mães solteiros tem que enfrentar, pois eles têm a tendência de se concentrar tanto na criança que não a deixam nem respirar. Meu primo uma vez me contou que sua noiva criara sozinha dois filhos até a adolescência. Ele a amava com paixão e a respeitava muito, considerando-a, de fato, sua alma gêmea, além de vê-la como uma mãe excepcional. No entanto, quando foram morar juntos, meu primo percebeu a dificuldade que os filhos dela tinham para cuidar de si mesmos. A mãe, embora os amasse e quisesse o melhor para eles, superprotegera os filhos, atendendo prontamente cada vez que precisavam de alguma coisa. Como resultado, eles nunca tiravam o lixo, largavam as roupas pelo chão, nunca arrumavam o quarto em que dormiam; em resumo, não sabiam cuidar de si mesmos. A mãe tinha consciência disso, mas se sentia tão culpada por eles não terem um pai que não conseguia deixar de fazer tudo por eles.

Além de sufocar os filhos devido à superproteção, os pais podem sufocá-los com excesso de abraços, beijos e carícias. Isso pode confundir a criança, transmitindo a ela, em alguns casos, uma mensagem de conotação sexual que o pai ou a mãe não tinham a intenção de passar. É preciso que expressemos o nosso afeto com equilíbrio. Temos de respeitar os limites da criança e dar a ela certa privacidade; ela precisa sentir que tem um espaço só dela. A pessoa que cria o filho sem a ajuda de um parceiro certamente deve expressar profusamente o seu amor, mas também tem que perceber que a criança precisa de espaço para crescer e se desenvolver por si própria. Por motivos parecidos, não costuma ser uma boa idéia incentivar a criança a chamar o pai ou a mãe pelo primeiro nome — uma prática tão comum na casa de pais ou mães solteiras. "Mamãe" e "papai" são títulos maravilhosos, pois definem instantaneamente o papel de afetuosos guardiães que as crianças precisam que os pais desempenhem.

Embora hoje em dia um número cada vez maior de pessoas esteja optando por criar os filhos sem um parceiro, às vezes essa situação não é uma opção. Isso acontece, por exemplo, quando um dos pais morre prematuramente. Ter de criar um filho sozinho devido à morte do parceiro é sempre uma experiência muito dolorosa. Nessas ocasiões, a pequena alma capta a energia de tristeza que paira no ar, sem ter condições de entendê-la ou de lidar com ela. A perda é mais dolorosa do que ela pode julgar. Infelizmente, a criança, principalmente nos casos em que perdeu o pai ou a mãe muito cedo, guarda poucas lembranças. Assim, é preciso que aquele que ficou se recupere do luto e, ao mesmo tempo, crie o filho sozinho. Temos de ter sempre em mente que, na vida, algumas jornadas são mais longas do que outras, e que o tempo é um santo remédio. Se o coração está cheio de amor e de respeito, a jornada volta a ficar mais fácil.

Uma das melhores coisas que você pode fazer por seu filho é manter viva no coração dele a lembrança do pai ou da mãe que se foi, contando histórias de coisas que aconteceram e mostrando fotos. A criança precisa saber que ela era parte da vida dessa pessoa e era muito amada por ela. Não finja que nada aconteceu. A criança sofreu uma perda, e isso é uma realidade na vida dela. Esse é um momento de muito sofrimento. Não é um probleminha qualquer; é um sofrimento atroz. Quando a criança demonstrar que está sofrendo com a falta do pai ou da mãe, entenda a dor que ela está sentindo, mas lembre-a de como vocês têm sorte por ainda terem um ao outro. Dê a você mesmo e ao outros o direito de sofrer por essa perda. Um dia a dor diminuirá e você passará a se preocupar em criar seu filho. Lembre-se: se você fizer o seu melhor, se ficar em contato com seus sentimentos, se olhar para seu filho não como se ele fosse a causa do seu sofrimento, mas um grande milagre que pode sanar a sua dor, você se sentirá recompensado por ter vencido o desafio de criar seu filho sozinho.

Se você ainda não aprendeu a ter paciência, encare a viuvez como uma oportunidade para renascer, para reprogramar sua vida e plantar novas sementes. A prece e a meditação podem ser muito benéficas nesses momentos; podem dar a você a chance de entrar em contato com a fonte eterna de amor e de força que existe dentro de cada um de nós, no nível da alma. Também pode ser uma ótima idéia conversar com amigos, com outros membros da família e, especialmente, com terapeutas especializados em casos de perdas na família. Esse período pode ser fisicamente desgastante e extremamente doloroso do ponto de vista emocional, mas com amor, paciência e apoio, tudo volta ao normal. A dor nunca se apaga, mas a lucidez decorrente da necessidade de nos voltarmos para dentro de nós mesmos e de procurarmos a ajuda das outras pessoas fará de nós pessoas mais fortes e mais aptas a cuidar dos nossos filhos com muito amor.

Talvez a coisa mais importante a fazer, caso tenha de criar o seu filho sem a ajuda do parceiro, é não culpar nem a criança nem ninguém pelas dificuldades que enfrenta. Você precisa aceitar o fato de que está nessa situação porque a sua própria alma e a da criança quiseram passar por ela, para aprender certas lições na vida. Mesmo se a idéia de ter optado por passar por tudo isso lhe parecer muito improvável — como, por exemplo, nos casos de morte ou de um divórcio não desejado —, leve em consideração o fato de que, no nível da alma, você pode muito bem ter optado por passar por essa experiência. As razões que levam uma alma a querer passar por situações como essa são sempre um mistério, e eu certamente não vou sugerir que você "quis" ficar sozinho ou que alguém morresse. No entanto, é possível que você tenha feito um pacto com a alma do seu filho e com a do seu parceiro para que vocês pudessem passar por essa experiência, nesta vida em particular. O fato de aceitar essa possibilidade pode proporcionar a você um profundo sentimento de paz. Também pode ajudá-lo a assumir a responsabilidade pela sua própria vida e um comprometimento maior com relação ao seu filho.

O otimismo que sentiu quando decidiu pôr uma criança no mundo deve permanecer no seu coração para sempre. Seu filho nunca deve se sentir culpado pelo trabalho que dá a você. De qualquer forma, as crianças costumam assumir a responsabilidade quando acontece de um dos pais falecer. Também se sabe que, nos casos de divórcio, os filhos sempre acham que tudo aconteceu por causa de alguma coisa que fizeram. Lembro-me, como se fosse hoje, quando meus pais me disseram que estavam se separando. Eu disse a eles que eu seria boazinha, com a esperança de que assim eles desistissem da separação. É extremamente importante fazer com que as crianças saibam que não é culpa delas, que elas não têm nenhuma responsabilidade pela mudança que está acontecendo no ambiente familiar.

Os pais precisam prestar atenção na maneira como reagem à situação de divórcio. Se você precisa cuidar do seu filho sozinho porque se separou do seu parceiro, tome muito cuidado para não extravasar na criança a raiva e a frustração que sente. Essa alma pequenina não merece ser alvo da sua raiva. Não foi ela a causa do seu divórcio, mas sim você e o seu parceiro (embora ela também esteja precisando passar por essa experiência). Os filhos nunca devem ser manipulados ou maltratados, nunca devem fazer o papel de mediadores entre os pais, nem colocados contra a parede para que escolham de que lado querem ficar. Tampouco devem se sentir culpados por amar o pai ou a mãe que está ausente, ou por querer passar algum tempo na companhia dele ou dela. Eles não têm nada a ver com o sofrimento que você sente pela separação. Eles já têm que enfrentar a dor que eles mesmos sentem. Seu dever como pai, ou como mãe, é ajudá-los a superar essa dor, deixando que eles expressem o que sentem. Deixe que falem sobre a situação da família sempre que sentirem necessidade de fazer isso. Nunca os acuse de serem iguais ao seu ex-marido ou ex-mulher. Isso seria extremamente desumano e injusto, além de poder afastar seus filhos de você definitivamente. Se você perceber que seus filhos têm hábitos nocivos que parecem ter "herdado" do seu ex-parceiro, procure fazer com que eles percebam isso e, no seu devido tempo, acabarão por se livrar deles — mas nunca os ataque por causa disso, pois assim você só cavaria uma abismo entre vocês. Sua raiva maldirecionada pode acabar com a relação de amor entre você e seus filhos.

Eu já ouvi alguns pais ou mães solteiros dizer que ficam preocupados pelo fato de os filhos não usufruírem da companhia de ambos os pais. As mulheres lamentam porque a criança não tem uma figura paterna; os homens receiam a possibilidade de que faça falta ao filho a influência materna. Essas preocupações têm fundamento. Toda criança precisa tanto da influência feminina quanto da masculina para ser emocionalmente saudável. Quando o menino não convive com a mãe, ou a menina não convive com o pai, pode demorar para que ele, ou ela, aprenda a se relacionar satisfatoriamente com o sexo oposto. Se a criança não convive com ambos os pais, cabe a um amigo ou parente proporcionar a ela a influência de que precisa. Às vezes, mesmo nos lares em que os pais vivem juntos, isso pode ser muito benéfico, pois pode proporcionar à criança certas experiências que os pais talvez não tenham condições de oferecer, devido ao temperamento que têm.

Temos um amigo, Peter, que tem muito jeito para consertar coisas. Sempre que ele vem nos visitar, Maximo fica fascinado com a capacidade que Peter tem para desmontar e montar objetos. Ele vive perguntando quando Peter vem nos visitar novamente. Isso nos alerta para uma coisa importante: sempre que possível, deixe que seu filho escolha as pessoas com quem ele quer conviver. E nunca o largue na companhia de um adulto mesmo que seja um amigo ou parente próximo; cultive a amizade entre eles pouco a pouco, deixando a criança na companhia dessa pessoa por um período pequeno, até que ela vá se acostumando. No começo, esteja presente nessas ocasiões. Você logo saberá se o seu filho aprecia a companhia dessa pessoa e quer voltar a vê-la. Se isso não acontecer, não force! A criança logo fará você saber quem ela elegerá para substituir o pai ou a mãe ausente. Se você perceber que seu filho precisa desse tipo de influência externa, vinda de um adulto, fique de antena ligada até encontrar alguém que possa proporcionar-lhe essa influência.

Pode ser um avô, um tio, uma tia, ou um amigo íntimo; é importante que você encontre alguém. Não seja desconfiado demais ou superprotetor. Você precisa tomar cuidado para não transferir para seu filho o medo que você tem de ser abandonado. Não pense que vai perdê-lo só porque ele criou laços de amor com outra pessoa. Se você ama seu filho e o trata com carinho e respeito, você plantou no coração dele raízes profundas; não precisa ter receio de que ele deixe de amar você só porque se afeiçoou a alguém.

Existem pessoas maravilhosas por este mundo afora, prontas para apoiar e ajudar você. Todo dia, toda semana, todo mês pode surgir alguém para ajudá-lo a enfrentar os problemas. Não tenha receio de pedir ajuda. Algumas pessoas não se sentem bem pedindo ajuda; outras não se incomodam. Se você faz parte do primeiro grupo, procure superar essa sensação de mal-estar. Estamos aqui para ajudar uns aos outros. Todos nós temos guardiães e assistentes que nos ajudam na nossa jornada. Mas, como ressaltei no capítulo três (ao falar sobre a chegada do bebê), você deve proteger seu filho, certificando-se de que tem ao seu redor só pessoas positivas. Mesmo que se trate de um membro muito próximo da família, caso a influência dessa pessoa seja extremamente negativa, você deve limitar o contato entre ela e seu filho. Se não fizer isso, ela pode provocar um caos na sua família, fazendo com que a vida de vocês vire de cabeça para baixo.

Mesmo quando você tem certeza de que está cercado por pessoas positivas, as exigências do dia-a-dia às vezes podem ser tantas que você esquece as coisas realmente importantes e deixa de apreciar todos os estágios da vida pelos quais passa o seu pequenino. Cada estágio da nossa vida, sejamos adultos ou crianças, nos traz um entendimento cada vez maior e faz surgir em nós novas necessidades. Precisamos entender e respeitar as necessidades da criança ao longo de todas essas fases. Aproveite os momentos que você passa com seu filho, a alegria de viver cada momento, pois esses estágios da vida dele passam muito rápido. Você ficará chocado ao perceber que todo o tempo de que precisava só para você, na verdade, você conseguiu. E quando isso acontecer, pode não parecer um prêmio, no final das contas — especialmente se você sente que não aproveitou o tempo que poderia ter passado com seu filho enquanto ele crescia.

Com ou sem um parceiro, é importante encontrar um equilíbrio dentro de você, em seu próprio benefício, na maneira de expressar o amor, pois assim você poderá ensinar seus filhos a encontrar esse equilíbrio. O que determina esse equilíbrio? Em certo sentido, o amor é como um nutriente ou um remédio necessário: seus filhos dirão a você a dose de que precisam. Quando Maximo acha que estamos exagerando nos beijos, ele diz: "Já chega." E quando ele diz isso, eu tenho que concordar (pelo menos em pensamento) e dizer: "Tudo bem, já entendi." Eu tenho que entender que Maximo não está dizendo que não me ama mais; ele está me dizendo que precisa reforçar os limites dele. Mas ele também me deixa saber quando está precisando de atenção. Uma vez, enquanto eu escrevia este livro, Maximo ficou sem ter com quem brincar, e me disse que estava entediado. Desviei os olhos do papel à minha frente e disse: "Maximo, por favor — procure você mesmo alguma coisa para fazer. Eu realmente preciso trabalhar no meu livro." Ele me olhou nos olhos e disse: "Mas, mãe, faz semanas que eu só tenho feito isso." Sua resposta me deixou sem ação, porque ele de fato estava certo. Sempre que precisei ficar sozinha para trabalhar, ele cooperou comigo, embora logicamente não tenha ficado sozinho a semana inteira. Para ele, no entanto, era como se tivesse. Por isso, coloquei a caneta de lado, abracei-o e admiti que ele estava certo. Em seguida fomos andar de bicicleta por cerca de uma hora. Quando você ignora, mesmo sem querer, as necessidades de seu filho e/ou o trata com muita disciplina, a tristeza no rosto dele o alertará de que você talvez esteja passando da conta. Incentive seu filho a lhe dizer o que ele precisa — quando dar mais atenção a ele, quando lhe dar um pouco de privacidade. É assim que você encontra um equilíbrio na maneira de expressar amor.

Se você precisa criar seu filho sozinho, procure mostrar o que ele tem, em vez de apontar apenas o que lhe falta. Assim, ele não viverá o tempo todo preocupado com os desafios que a vida lhe reserva. Pois se vivemos constantemente preocupados, nos sentimos incapazes de agir e passamos pela vida sem vivê-la de fato. Os pais que passam para a criança esse tipo de medo embotam a capacidade que ela tem de enfrentar a vida. Em vez disso, ensine seu filho que só devemos ter cuidado na hora de tomar uma decisão.

Quando uma nova alma reencarna num lar desfeito, a impossibilidade de conviver com um dos pais passará a fazer parte da vida dela. Pode ser uma situação difícil, mas o amor é sempre o melhor remédio. Se você der ao seu filho o mais puro amor e respeito, permitindo que ele se comunique com você, todo dia será uma grande experiência. Por meio do entendimento, do amor e do respeito, você achará mais fácil continuar sua jornada e sentir a alegria que proporciona a relação de amor entre pai e filho.

OITO

A Alegria de Brincar

Brincar é vital para nós. Faz com que sejamos felizes e saudáveis, além de permitir que nos livremos do excesso de seriedade que a vida costuma nos impor. No entanto, o ato de brincar tem sido praticado e interpretado de maneira errada há gerações. No papel de guardiães, nós precisamos entender a importância de brincar na vida para que possamos oferecer essa dádiva às crianças deste mundo. Precisamos ensiná-las sobre a pureza e a sinceridade inerentes ao ato de brincar e orientá-las para que encontrem um espaço feliz e de paz.

O que temos de fazer é despertar — talvez redespertar — *nossa* vontade de brincar e o significado que tem essa palavra, para que possamos ver e sentir como esse aspecto da vida é importante. Nós quase sempre limitamos nas nossas crianças a alegria e o equilíbrio proporcionados pelo ato de brincar, pois nossos pais fizeram o mesmo quando éramos crianças. Este capítulo ajudará você a recuperar a alegria de brincar, a reconhecer padrões negativos que possam estar impedindo que você descubra como o ato de brincar pode ser maravilhoso — não só para seus filhos como para você.

Na infância, instintivamente, estávamos sempre à procura de alguma brincadeira. Quando éramos bem pequenos, queríamos tocar — sem medo — qualquer pessoa que cruzasse o nosso caminho, nos comunicar com ela e incluí-la nas nossas brincadeiras. Quando estávamos aprendendo a andar, nossa personalidade começou a se desenvolver. Nesse estágio, nossos pais começaram a estabelecer nossos padrões com relação a muitas questões — um deles, relacionado com o hábito de brincar. Para alguns de nós esses padrões eram positivos e equilibrados. Para outros, o ato de brincar tornou-se um sério problema, pois padrões negativos foram impressos em nós por pais e guardiães que nada sabiam sobre a importância de brincar.

Não estou dizendo que todos os adultos desenvolveram padrões negativos na infância; no entanto, em lares problemáticos, o ato de brincar tem sido usado (inconscientemente a maior parte das vezes) para manipular as crianças; em outras palavras, foi colocada na cabeça delas a idéia de que brincar é um privilégio que elas precisam conquistar. Quando éramos crianças, alguns de nós ouviram coisas do tipo: "Se você não se comportar direito, não vai sair para brincar" ou "Se não comer tudo, não vai poder brincar com seus amiguinhos depois do jantar". O direito de brincar ainda é usado freqüentemente para persuadir e manipular as crianças, especialmente quando elas são bem pequenas. Quando essas crianças ficam adultas, o ato de brincar pode causar-lhes automaticamente um sentimento de culpa. Se cada vez que elas brincam se sentem culpadas, como podem brincar de forma prazerosa, no sentido mais pleno e amplo da palavra "brincar"?

Quando passei a entender que o ato de brincar é necessário na minha vida, percebi que havia muitas pessoas que, lamentavelmente, também não compreendiam a importância dessa atividade. Quando eu era criança, brincar não era algo seguro ou que me deixasse à vontade. Minha mãe nunca teve tempo para brincar comigo (ela estava sempre doente), e meu pai raramente fazia isso. Quando eu tinha cinco ou seis anos, meu pai me ensinou a andar de bicicleta. Ele corria ao meu lado, enquanto eu descia rua abaixo, cambaleante, tentando me equilibrar sobre a bicicleta. Eu estava muito orgulhosa pelo fato de meu pai estar brincando comigo, ensinando-me a andar numa bicicleta de adulto, prestando atenção em mim. Mas, pelo que eu me lembro, essa foi uma das poucas vezes que ele me deu atenção e brincou comigo. O orgulho que eu sentia disso, no entanto, transformava-se em raiva e frustração, especialmente quando ele insistia em dizer (sempre que tinha uma oportunidade) que esses momentos que passamos juntos, e que nunca se repetiram, eram uma prova de que ele brincava comigo. Infelizmente, meus pais não percebiam o quanto eles mesmos precisavam brincar, e, portanto, não conseguiam entender como isso era importante para os filhos. Tudo o que eles sabiam sobre diversão e brincadeiras é que isso podia ser uma recompensa que eles podiam usar para controlar as crianças.

"Você não vai sair para brincar", eles poderiam dizer. "Seu quarto está uma bagunça!" Seria muito melhor para mim e para eles se dissessem simplesmente: "Você vai poder brincar, mas poderia, por favor, arrumar seu quarto antes de sair para encontrar seus amigos?" E depois que concordasse, eu mereceria um "muito obrigado". Se você assumir esse tipo de postura com seus filhos, eles vão saber que brincar é tão essencial quanto qualquer outro aspecto da vida, e que você quer que eles se divirtam brincando, sem pensar que brincar é um luxo totalmente dispensável. Se o quarto deles continuar uma bagunça, você pode sentar com eles e explicar que, se encararem a arrumação do quarto com seriedade, terão mais tempo para brincar. Deixe bem claro que você *quer* que eles brinquem, pois brincar é tão importante quanto fazer a cama e recolher as roupas espalhadas. É possível que você ouça como resposta: "Mas arrumar o quarto não é tão divertido quanto brincar." Isso com certeza é verdade, e eles merecem saber que você entende como se sentem. Mas diga a eles, também, que você está feliz por saber que eles entendem como é importante manter o quarto arrumado (ou fazer qualquer outra tarefa para a qual você precise da ajuda deles), antes de brincar. Mais uma vez, você está em busca de um *equilíbrio*: em vez de passar a mensagem de que o trabalho é mais importante do que a diversão, deixar claro que as duas atividades são importantes — na verdade, essenciais.

Se o seu filho não aprender, desde a infância, a manter um equilíbrio entre trabalho e diversão, isso pode acabar trazendo problemas sérios no âmbito social e, em alguns casos, transformá-lo numa pessoa triste, que se sente culpada sempre que sai para se divertir. Não importa o que estiver fazendo, a dúvida não deixará que ele sinta a inocência despreocupada do ato de brincar. Ficará embaraçado ou com medo do que as outras pessoas vão pensar, sem se sentir à vontade no ambiente em que se encontra. Precisamos ter cuidado para não instilar a dúvida nos nossos filhos. Do contrário, quando atingirem a maturidade, ficarão com o sentimento desagradável de que não devem se divertir; e nas raras ocasiões em que tentarem fazer isso, terão a sensação de que deveriam estar fazendo alguma coisa mais útil ou importante. Essa atitude pode fazê-los perder o ânimo, pois o ato de brincar faz com que a criança (e, portanto, o adulto) aprenda a apreciar a vida e a não se preocupar tanto. Ele proporciona ao espírito da criança um espaço para se expandir e se expressar livremente.

As pessoas cujos pais as impediram de brincar na infância são mais inclinadas a observar do que a participar. Em geral são empertigadas, tensas e desajeitadas em situações que envolvem alguma brincadeira. Podem parecer sem graça, cheias de sentimento de culpa e incapazes de se expressar de modo criativo. Também costumam ter olhos reprovadores para aqueles que sabem brincar e se divertir, em geral taxando-os de imaturos ou infantis. Infelizmente, essas pessoas a quem foi negado o prazer de brincar acabam ensinando, inconscientemente, as mesmas lições que aprenderam na infância para os filhos. E isso não é tudo: elas também negam a si mesmas o prazer que podiam ter, na idade adulta, de brincar com os filhos e perceber, talvez pela primeira vez na vida, como é divertido brincar!

Não muito tempo atrás, assisti a um maravilhoso trabalho em grupo na Caren Foundation, na Pennsylvania. O objetivo dessa instituição é estudar a influência da nossa "família de origem", ou seja, os efeitos que os pais exercem sobre os filhos e os filhos sobre os pais. Num dos exercícios mais esclarecedores que os participantes foram convidados a fazer, tínhamos que escolher algumas pessoas na sala para "esculpi-las" como se fossem a nossa família: pai, mãe, irmãos ou outros familiares importantes para nós. Pedíamos para que essas pessoas assumissem posições ou trejeitos que, a nosso ver, eram típicos de cada um dos membros da nossa família. Eu pedi a uma mulher que se deitasse numa cama — a posição em que a minha mãe ficava com mais freqüência por estar sempre doente. Então eu pedi a um homem para ficar em pé, de costas para mim, olhando para a parede — uma postura simbólica do meu pai. Pedi a uma outra mulher para ficar na minha frente, com os braços estendidos e palmas abertas, como se fosse me empurrar. Pedi para que ela dissesse: "Fique longe de mim! Não quero nada com você!" Ela representava a minha irmã. Fomos encorajados a dizer tudo o que tivéssemos vontade a esses dublês de pai, mãe e irmã, colocando para fora emoções reprimidas, falando tudo o que, na infância, nos sentíamos incapazes de dizer. Foi uma experiência marcante, que abriu antigas feridas e me fez entrar em contato com a dor profunda que eu sentia quando criança. Ficou absolutamente claro para mim o quanto eu ainda precisava me reprogramar para mudar as crenças e idéias negativas que meus pais, cheios de medo, tinham instilado em mim inconscientemente. Percebi, com mais clareza do que nunca, os danos que me haviam sido causados, as conseqüências de uma criação deficiente.

No entanto, ver como as outras pessoas encenavam seus dramas familiares também foi muito instrutivo para mim. Quantos sofreram por não serem considerados como pessoas, por serem forçados a se submeter a uma família problemática. Essas pessoas, dispersivas, infelizes, desorientadas, lutavam para caminhar por si, prosseguir sua jornada e realizar o que vieram fazer neste mundo.

Durante todos os dias desse trabalho em grupo, tínhamos um horário reservado para brincadeiras. Algumas pessoas esperavam com ansiedade a hora de se dedicar a vários esportes e jogos, mas muitas nunca participavam de nenhuma brincadeira, preferindo sentar no pátio e observar os outros. Entre as pessoas que brincavam, havia aqueles que não se afligiam com o fato de entrar na brincadeira e se descontrair — a diversão era algo natural para eles — e havia outros que faziam de tudo para evitar encarar a própria vida. Entre os que não brincavam ou que, como eu, só faziam isso com muito esforço, pois desde muito cedo na vida tiveram que se responsabilizar por si mesmos e não sabiam brincar, a seriedade era a única opção. Para essas pessoas, brincar era extremamente difícil, pois exigia que elas baixassem a guarda.

A mensagem era clara: para as pequenas almas, a começar da infância, brincar é imperativo. A criança precisa ouvir você rindo e brincando. Mostre ao seu bebê, por exemplo, um brinquedo branco e preto (as únicas cores que um recém-nascido pode perceber); diga a ele que brinquedo é aquele, movimente-o, balance-o como um chocalho e mostre seu entusiasmo com palavras e expressões faciais. Deite-se na cama ou no chão com ele; coloque seu corpo no mesmo nível do que o dele. Ele vai adorar. Procure inventar brincadeiras que vocês possam fazer juntos. Esses são momentos em que vocês criam laços e os fortalecem. A brincadeira é uma parte importante do desenvolvimento, e fundamental se você quer que seu filho seja uma criança saudável e feliz.

Quando nossos filhos começam a aprender a andar, precisamos incentivá-los a brincar e acompanhá-los nas brincadeiras; temos de correr, pular e brincar com eles. Para muitos de nós — especialmente os pais jovens — pular e correr é muito fácil, mas descobri que os exercícios físicos são particularmente difíceis para pais mais idosos. Quando eu jogava beisebol com Maximo e ele perguntava: "Pega a bola para mim?" (pela décima oitava vez), eu olhava para o céu e pedia a Deus para me dar forças: "Por favor, faço tudo o que você quiser, mas não me deixe tão cansada!" Mas eu continuava brincando porque sabia como era importante para ele e para mim que brincássemos juntos.

Isso traz à tona uma outra questão: a brincadeira que se repete. Como um labrador dourado, que não se contenta em pegar só três vezes a bolinha, a criança sempre vai querer repetir a mesma brincadeira vezes sem conta. Pode ser esconde-esconde, um bate-bola (como meu jogo de beisebol com Max) ou pega-pega. Não importa de que "esporte" se trate, você pode acabar ficando enjoado como se tivesse comido muito; a idéia de correr pelo quintal mais uma vez parece impossível. "Não agüento mais!", você pensa. Bem, de vez em quando, você precisa continuar de qualquer jeito. Você não vai morrer se fizer isso só por mais cinco minutos, ainda mais sabendo que está dando tanta alegria ao seu filho. Depois disso você pode empregar algumas das táticas de dispersão das quais já falei no capítulo sobre disciplina: distraia-o com uma história, fazendo com que ele vá diminuindo o ritmo e se acalmando junto com você. Dê a si mesmo um limite de tempo (mais cinco minutos, por exemplo) quando perceber que está quase sem forças para continuar. Então, junto com a criança, invente um novo jogo, mais tranqüilo, algo que lhes possibilite fazer uma pausa e descansar um pouco.

Às vezes, você pode contar com a ajuda de alguém para cair fora da brincadeira — e não precisa ser nem mesmo um ser humano! Quando eu era pequena, o que me salvava na hora de brincar era o meu cachorro, pois meus pais e minha irmã raramente brincavam comigo. Um bicho de estimação é o melhor parceiro para brincar e a maior fonte de amor incondicional que alguém pode ter. O cachorro não é simplesmente "o melhor amigo do homem"; em geral, ele é o melhor parceiro quando você quer brincar, quando você está doente ou quando você precisa de amor. Para as crianças, os animais podem ser companheiros vitais. Eles nos ensinam a ser gentis e afetuosos. Maximo cresceu junto com três *poodles*, dois periquitos e duas tartarugas. Numa casa com crianças, os pais são os responsáveis por cuidar dos animais, mas as lições que recebem em troca são extraordinárias.

Quando seus filhos são adolescentes, as brincadeiras podem tomar muitas formas, a maioria delas envolvendo até mais exercícios físicos do que as crianças menores podem agüentar: beisebol, ciclismo, patinação, natação — as possibilidades são infinitas. Ainda precisamos brincar com nossos filhos adolescentes, se eles quiserem, mas temos de nos certificar de que a participação deles é voluntária. É importante apoiar nossos filhos nos esportes, porém, nunca devemos forçá-los a se dedicar a um determinado esporte só porque achamos que seria bom para eles. Seria injusto pressioná-los, pois a pressão dos pais pode lhes causar uma ansiedade terrível. Podemos ensinar a eles algum esporte ou outra atividade qualquer, mas temos de lhes dar o direito de escolha e apoiá-los em suas decisões. Eles precisam saber que brincar é tão importante que nós ainda nos divertimos quando brincamos com eles ou quando os vemos brincar e se divertir. Portanto, se você não sabe andar de patins, pegue sua bicicleta e os acompanhe. Vá assistir aos jogos de que eles participam. É fundamental para os jovens ver os pais na arquibancada ou saber que, para eles, o jogo dos filhos é tão importante que arranjaram tempo para assistir a ele. Incentive-os a jogar ou a brincar e divirta-se. Essa pode ser uma boa oportunidade para ensiná-los que praticando podem ser ainda melhores, pois eles já são perfeitos.

Tanto na infância quanto na idade adulta, às vezes nossos sonhos sobre o que seria divertido são frustrados pelo medo que temos do que os outros podem pensar de nós. Esse medo impede que expressemos nossas idéias sobre o que seja se divertir. No entanto, assim como comunicamos o que sentimos a respeito de outros assuntos, também precisamos expressar o que sentimos sobre o ato de brincar, abrindo espaço para que a nossa família, os nossos amigos e nós mesmos possamos brincar. Comece devagar; você se sentirá cada vez melhor, e logo estará mais à vontade para brincar. Quando eu observava Maximo, em seus primeiros anos, entretido com suas brincadeiras pueris, meu primeiro impulso era pensar: "Como ele pode fazer isso? Por que eu não consigo me entregar a uma brincadeira de forma tão descontraída e prazerosa?" Nesses momentos, Maximo mais uma vez se tornava o meu professor. Eu sabia que tinha muito a aprender com ele quando o assunto era brincar, e eu de fato aprendia. E ainda aprendo. Adoro cantar e dançar, e nós cantamos e dançamos muito — todo tipo de música. Isso deixa a minha alma mais leve — me ajuda a tolerar e a vencer minha própria resistência a brincar com prazer, sem nenhum tipo de reserva. Deixe que seu filho o ensine a brincar. Vá a um parque e brinque a valer com ele, com as outras crianças ou com seus próprios amigos. Seja criativo: invente um novo jogo de bola; faça tudo o que lhe proporcione bem-estar; dê asas à imaginação. Maximo e Zoë me ensinaram muito sobre isso; às vezes, eles brincam de casinha, como se fossem marido e mulher; outras vezes, imaginam que estão no topo de uma montanha ou perdidos na selva ou explorando Marte — qualquer cenário ou jogo é capaz de fazê-los sentir-se bem. Essa é a essência da brincadeira: qualquer coisa que nos traga bem-estar. Saia de casa e faça o que tem vontade de fazer, sozinho ou na companhia dos amigos. Brinque, sinta-se bem. Você merece. Depois, passe para seus filhos a alegria de brincar e deixe que eles ensinem a você as brincadeiras deles. Brinquem juntos.

Brincar deve ser uma atividade divertida e agradável, em geral acompanhada de muita risada, que de fato *é* o melhor remédio do mundo: alimenta o espírito. Temos de mostrar a essas novas almas que rir é a melhor coisa que existe! Aqueles de nós que passam a vida brincando podem ensinar aos nossos filhos a brincar com equilíbrio. Não importa de que eles prefiram brincar, a escolha é *deles*, e nós (como adultos afetuosos) devemos sempre promover e apoiar as atitudes que eles tomam. É importante que não vivamos nossa vida por meio de nossos filhos, pressionando-os para que realizem os nossos sonhos de infância. Podemos levá-los ao parquinho, ensiná-los a brincar no balanço, mas não podemos ensiná-los a *gostar* de se balançar. Dê ao seu filho a chance de criar as brincadeiras dele. Analise a sua própria vida e a maneira como você mesmo brinca; observe se você brinca muito ou pouco. Se a resposta é pouco, procure se divertir, sem culpa. Você verá que a sua vida vai mudar. Dando a si mesmo essa liberdade, você ajudará seus filhos e os filhos dos seus filhos a viver a grande alegria de brincar.

NOVE

A Parceria

A parceria é um dos aspectos mais belos da vida. Em muitos sentidos, todo esse livro fala sobre a beleza da parceria — aquela em que aprendemos a trabalhar juntos, respeitando a jornada de cada um e procurando ajudar o outro quando necessário. Parceria significa aprender a ouvir o que o companheiro, nossos filhos ou nossos amigos estão dizendo, de forma que possamos ajudar a alma do outro a florescer e a seguir o caminho que ele busca. Acho que a mensagem mais forte que eu posso passar a você é: você não está sozinho. Lembre-se da proteção e do apoio que eu recebi quando, na infância, enfiei um grampo na tomada. De repente me dei conta de que eu tinha anjos como parceiros, zelando por mim. Passei a considerar esses amigos espirituais como mensageiros de Deus, e agora eu sei que eles estão sempre comigo. Eles me proporcionaram uma parceria espiritual com a qual eu sempre poderei contar e entrar em contato. Deus está sempre conosco, e nós podemos perceber a presença Dele. Se você cria seus filhos sozinho ou com o parceiro, se você pensa em ter um bebê algum dia ou já está formando uma família, lembre-se de que você e seus filhos sempre serão parceiros, assim como você e seus amigos lá do alto.

O nono capítulo deste livro, como os nove meses da gravidez, mostra o caminho que precisamos trilhar para realizar o renascimento espiritual, não só como pais, como filhos, como família e como amigos, mas como parte de um grupo social ainda maior. Se nós tivermos sempre em mente a idéia da parceria, aprenderemos todas as lições espirituais tratadas neste livro. Ficar em contato com o nosso eu interior, confiar nele e nas pessoas que nos influenciam de modo positivo, mostrar quem você é e o que você sente ou pensa, assumir responsabilidade, demonstrar respeito e entender que não existe uma hora certa para aprender são as chaves para que a nossa parceria dê certo. Neste capítulo, comentaremos cada um desses temas para ajudar você a conquistar na vida a graça e a bênção da parceria e do renascimento espiritual.

Infelizmente, a sociedade ocidental não nos ajuda a entender, cultivar ou apreciar a verdadeira parceria. Alguns dos maiores desafios da parceria são as lições negativas que a sociedade nos dá. Nos últimos anos da década de 70 e ao longo da década de 80, o mundo praticamente esqueceu o significado da palavra parceria. A ganância se disseminou como uma praga e ofuscou a beleza da parceria. O *eu* tomou o lugar do *nós*. Muitas crianças aprenderam a viver de acordo com o lema: "Se eu não os pegar, eles me pegam." Muitos negócios foram abaixo; grandes indústrias faliram; bairros que antes eram tranqüilos tornaram-se perigosos para as crianças. Nosso mundo começou a ficar desequilibrado, pois a cobiça e a desconfiança se disseminaram e a parceria tornou-se uma teoria esquecida. Deixamos de procurar no outro apoio, incentivo e força para superar os momentos difíceis. Patrões, gerentes e empresários esqueceram que os empregados são tão importantes quanto eles; que sem a parceria de todos os trabalhadores, e em que há respeito mútuo, nunca haverá uma aliança forte ou um negócio bem-sucedido. Passamos a ter inveja dos bens do vizinho, a cobiça tomou o lugar da benevolência. As pessoas começaram a trabalhar para serem melhores e terem mais do que os outros, e perderam de vista o sentido verdadeiro da vida. Passou a vigorar a idéia de que precisamos lutar para ter tudo que os outros têm, pois só assim seremos considerados tão "bons" quanto eles. Muitas crianças, principalmente durante as últimas décadas, que foram tão conturbadas, não aprenderam que os vizinhos estão ali para nos ajudar e também fazem parte da comunidade. Não são inimigos dos quais devemos desconfiar ou rivais com os quais competir. Quando essas crianças crescerem, talvez elas nunca cheguem a entender o verdadeiro sentido da parceria; parceria que elas próprias farão quando alugarem um apartamento, comprarem uma casa, se casarem ou tiverem filhos. Elas simplesmente não aprenderam que responsabilidade, zelo, confiança e disposição para compartilhar são fatores essenciais em qualquer parceria. Os assim chamados *yuppies* são jovens que lutam para ter tudo — ou o que eles pensam que é "tudo" —, sem nunca entender que esqueceram o significado das palavras parceria e companheirismo; eles perderam de vista a própria individualidade e sua jornada pessoal ao almejar um estilo de vida que alguém lhes disse que era o ideal, deixando de lado as lições que eles de fato precisavam aprender. A partir do momento em que perdemos de vista nossa individualidade, não podemos mais fazer uma parceria.

Michael e eu temos aprendido, de uma forma muito pessoal e às vezes dolorosa, muitas lições acerca do papel da individualidade na parceria. Muito tempo se passou antes que pudéssemos apreciar o fato de que nós conseguimos ser parceiros; de que tínhamos realmente feito um contrato, no nível da alma, concordando em viver juntos. Nossos amigos vivem nos dizendo que nós não pertencemos um ao outro simplesmente — nós somos de fato perfeitos um para o outro. Mas foi preciso anos de risadas, de tristeza, de tumulto e até uma separação iminente para que nós mesmos percebêssemos isso.

A tradição nos dizia que, com o casamento, nos tornamos uma só pessoa, mas, para nós, o casamento pareceu marcar o fim da nossa parceria. Quando nos casamos, nos "misturamos" de tal forma, que perdemos de vista nossa individualidade. Tentamos com tanto empenho nos tornar aquilo que, a nosso ver, as outras pessoas queriam que fôssemos, que acabamos ficando ressentidos um com o outro. Não percebemos que a verdadeira parceria significa respeitar a individualidade de cada um, não anulá-la.

Às vezes, quando Michael tentava ser afetuoso comigo, eu ficava tensa e o afastava de mim. Eu não conseguia vencer o ressentimento que crescia dentro de mim por ter perdido o meu eu, desde que nos "fundimos" um no outro com o casamento. No auge do desespero, procurei minha querida amiga Diane Rosenthal, uma metafísica que me ajudou a sentir e a apreciar uma nova presença espiritual dentro de mim: um delicado espírito feminino chamado Arianna. Percebi que ela era o meu lado feminino, doce, gentil e de coração aberto. Quando senti sua presença delicada, suave e afetuosa, comecei a ver Michael de um jeito diferente. Ele começou a tomar uma forma diferente para mim. Arianna mostrou-me que eu e ele éramos de fato pessoas diferentes, e que o casamento não era uma batalha contra o que eu era ou contra o que ele era. Ela me ensinou que, com amor, podemos aceitar e celebrar nosso eu, único. Na verdadeira parceria, somos autênticos e vivemos no presente. Quando eu entendi isso, meus medos se dissiparam, e eu deixei que o amor os substituísse. Não apenas permiti que o amor de Michael chegasse até mim, como permiti que o meu próprio amor viesse à tona e tocasse Michael. Eu não sabia que rumo tomaria nossa vida em comum e que caminho seguiríamos no futuro, como indivíduos. Sabia apenas que precisávamos abraçar um ao outro e levar adiante nossa parceria, não importando os rumos que ela tomasse. A parceria agora me parece algo libertador, e não asfixiante. Michael e eu paramos de nos opor ao contrato que eu acredito que fizemos para nos encontrar e caminhar juntos. Agora conseguimos sentir plenamente o amor que temos um pelo outro e pelo nosso filho, cientes de que esse sentimento só traz alegria e liberdade.

A melhor forma de se tornar um bom parceiro, e continuar assim pela vida toda, é, em primeiro lugar, ficar em contato consigo mesmo. Todos temos a tendência de perder de vista a nossa individualidade quando estabelecemos uma parceria. É muito fácil olhar para as fraquezas do outro e apontá-las, mas admitir as nossas já é mais complicado. Quando olhamos nossas fraquezas, podemos sofrer, embora esse sofrimento seja bem menor do que o gerado pela nossa tentativa de controlar ou de corrigir a vida dos outros, em vez da nossa. Tentar controlar o parceiro é uma forma de pôr um fim na parceria. Tentar impor sua vontade sobre o outro é a melhor forma de acabar com o equilíbrio que sustenta a verdadeira parceria.

Na verdade, talvez o conceito mais importante que temos de aplicar numa parceria seja o equilíbrio: respeitar a individualidade do parceiro e, ao mesmo tempo, perceber que a fraqueza de um é a força do outro. Quando não encontramos esse equilíbrio, a despeito do esforço de ambos os parceiros, pode ser melhor que cada um siga seu caminho. O divórcio, às vezes, é essencial para que as duas pessoas possam reencontrar a individualidade que perderam. Em alguns relacionamentos problemáticos, as pessoas perdem a noção de quem realmente são, da própria grandeza e dos talentos que podem usar nas próximas parcerias e na vida. Não somos pessoas produtivas quando não usamos nossa força interior para equilibrar a parceria — ou para desfazê-la, quando encontramos uma barreira intransponível e precisamos, para o bem de ambos, seguir caminhos diferentes.

Felizmente, as pessoas não precisam viver juntas para serem boas parceiras. Para aceitar a responsabilidade pela parceria não é preciso que ambos vivam sob o mesmo teto como marido e mulher. Não que o rompimento da parceria não traga sofrimento e algumas dificuldades. Quando um divórcio está em curso, é inevitável que as pessoas sofram: as emoções (raiva, pesar, desespero) costumam estar à flor da pele e as crianças geralmente acham que têm uma parcela de culpa na separação dos pais. É essencial garantir às crianças, durante esse período tão difícil, que não foram elas que causaram o rompimento entre a mãe e o pai. Se a separação não foi causada pelos maus-tratos que os filhos sofreram por parte de um dos pais, ambos devem estar sempre presentes na vida dos filhos. É lamentável que tantos juízes costumem dar a guarda das crianças automaticamente para a mãe, afastando o pai, como se a presença dele também não fosse importante na vida das crianças. Tanto o pai quanto a mãe precisam estar, sempre que possível, em contato com os filhos, sem perder de vista a "qualidade" desse convívio. Quando meus pais se divorciaram, meu pai simplesmente abdicou do seu papel de pai; ele não assumiu a responsabilidade pela sua paternidade. Eu costumava esperá-lo sentada na porta de casa, nos dias em que ele deveria vir nos visitar, mas ele nunca aparecia. Hoje, na idade adulta, eu sei que a necessidade que ele tinha de uma figura materna bloqueou sua capacidade de aceitar uma criança: num nível inconsciente, *ele* tinha que continuar sendo "criança" e, portanto, não se sentia capaz de ser pai de seus próprios filhos. Quando ele se casou pela segunda vez e começou uma nova família, não fez nenhuma questão que eu ou minha irmã fizéssemos parte da sua nova vida. Fomos simplesmente abandonadas. Isso me ensinou uma terrível lição sobre a paternidade, e que eu levei anos para esquecer.

Mesmo que a parceria chegue ao fim, como acontece nos casos de divórcio, você precisa respeitar e assumir a responsabilidade que você e seu ex-parceiro ainda têm com a alma, ou com as almas, que vocês puseram no mundo. Faça contato com seus filhos por telefone ou pessoalmente; deixe que eles saibam que você está bem e que eles estão bem, deixando claro que você mal pode esperar para mostrar-lhes onde ficarão agora que você começou vida nova. Nesses momentos difíceis, nunca é demais enfatizar o amor que você sente por eles. Certamente, você também precisa que eles demonstrem o quanto amam você; o divórcio é difícil tanto para os pais quanto para os filhos. Procure ajuda de profissionais qualificados ou de amigos em quem você pode confiar. Seus filhos também podem ajudá-lo bastante, mostrando que você pode confiar no amor que eles têm por você. É importante que eles saibam que você não odeia a mãe ou o pai deles. Explique a eles que existem tipos diferentes de amor: "estar apaixonado" é diferente do carinho e do respeito que você sempre procurará expressar pela mãe ou pai deles. Não force seus filhos a tomar partido. Todo mundo perde quando você e seu parceiro começam uma guerra.

A confiança é um fator-chave na verdadeira parceria. Ela é fundamental para que você possa expressar seus sentimentos mais verdadeiros quando necessário. Se não cultivar a confiança, você porá em risco a parceria que se empenhou em firmar. Se a parceria parece não estar indo bem, é sinal de que uma grande lição ainda não foi aprendida. Por isso, é importante não desistir prematuramente. Pelo contrário, é hora de se dedicar ainda mais à parceria para que você possa aprender essas lições de que precisa. Essa é uma das razões por que vocês estão juntos. O empenho de ambos para superar as dificuldades da relação fará com que seus filhos aprendam uma forma mais saudável de ser um bom parceiro em *qualquer* situação da vida. Você não pode se esquecer das suas verdadeiras intenções quando se dispuser a conversar com seu parceiro.

A parceria requer disposição para compartilhar. Já notei que os adultos que são bons parceiros em geral foram crianças que sabiam compartilhar. Você não pode ser um renomado egoísta e, ao mesmo tempo, ser um bom parceiro e saber ensinar o valor de uma parceria. A pessoa egoísta sempre acaba negligenciando o parceiro, quebrando o contrato ou a promessa que fez quando iniciou a parceria. É por isso que precisamos ensinar nossos filhos a compartilhar, desde a mais tenra infância. Se você tiver algum problema com relação a esse assunto e souber que isso acabará prejudicando sua parceria, procure o auxílio de alguém (um terapeuta, um especialista em metafísica, um padre ou um amigo íntimo) que possa ajudá-lo a aprender essa importante lição da vida.

Não se esqueça de ser tolerante e complacente com as suas próprias resistências e com as do seu parceiro. Assim como acontece com seus filhos, você também não tem hora certa para aprender cada lição. Alguns de nós demoram mais para desenvolver a capacidade de compartilhar. Seja paciente consigo mesmo e com seu parceiro. Não leve para o lado pessoal tudo o que o seu parceiro faz ou diz. Você precisa ter uma idéia clara dos seus próprios limites, mas seria bom que você entendesse que as pessoas em geral reagem inconscientemente a situações da infância e que nem sempre elas têm controle sobre essas reações. Às vezes, a melhor coisa a fazer é deixar a tempestade passar. Se ela não passar — se persistirem os problemas para os quais você não vê solução —, isso pode ser um sinal de que é preciso procurar ajuda. Se você chegou ao ponto de precisar procurar ajuda de um profissional, lembre-se de que isso também faz parte da sua jornada. Você está abrindo uma porta que o levará a novos caminhos e que o fará pensar sobre si mesmo e sobre a vida.

A boa parceria só acontece quando as pessoas são respeitadas pelos seus aspectos positivos e aceitam — verbalmente — a parte que lhes cabe na parceria. "Obrigada", "Isso é ótimo!", "Que boa idéia!" são palavras de reconhecimento capazes de fazer milagre. Gentileza e incentivo podem fazer maravilhas pelo seu relacionamento, reforçando os laços entre você e seu parceiro. Um aperto de mão, um abraço, um beijo na bochecha, um aceno de cabeça, um sinal de que está tudo bem, um afago no ombro e, é claro, um sorriso são formas maravilhosas de mostrar como você aprecia seu parceiro ou parceiros.

É essencial que você respeite o momento em que o outro está pronto para fazer uma mudança ou para aprender algo novo. Com relação a isso, é importante deixar claro que quando eu falo de parceria, não estou só me referindo ao relacionamento entre a mãe e o pai. Lembre-se: o casal também tem uma relação de parceria com os filhos, e os filhos também têm uma relação de parceria entre eles, que também é importante. A disposição para a mudança é um assunto que me faz lembrar a ocasião em que Maximo aprendeu a andar de bicicleta sozinho. Alguns meses antes, tínhamos comprado para ele uma bicicleta com rodinhas de apoio. Ele agradeceu porque sabia que era isso que esperávamos dele, mas mostrou-se cauteloso com essa grande "máquina". Dissemos a ele que as rodinhas de apoio estavam ali para que ele se sentisse mais seguro, mas que elas acabariam sendo retiradas para que ele pudesse andar sobre duas rodas. Essa explicação deixou-o tão assustado que ele decidiu esperar até fazer cinco anos para tirar as rodinhas. No entanto, quando fez cinco anos, em novembro último, disse que ainda não estava pronto para andar sem as rodinhas; ele andava de bicicleta, mas sempre com a ajuda das rodinhas de apoio. Em dezembro, quando Seth veio visitá-lo, Maximo disse que estava pronto para tirá-las. Seth tirou as rodinhas e segurou a bicicleta para Maximo começar a andar. Então meu filho se virou e gritou: "Pode soltar, Seth!" Nós todos aplaudimos com entusiasmo. Ao descer da bicicleta, ele correu na minha direção e gritou: "Obrigado, mãe, obrigado pela minha bicicleta!" A gratidão de Max não foi expressa com tanta educação por muito mais tempo: ele estava fascinado com a bicicleta, agora que já conseguia andar sem a ajuda das rodinhas. Ficou claro para mim que a parceria entre Maximo e Seth ajudou meu filho a fazer esse avanço

— e não só fortaleceu o vínculo dele com Seth, mas também comigo. Deixar que a pessoa certa nos ajude no momento certo fortalece o trabalho de parceria. Nossas ações sempre influenciam os outros e são sempre influenciadas por eles. Precisamos aproveitar a ligação que temos uns com os outros. Tenha sempre em mente essa ligação, pois assim você se conscientizará do poder da parceria.

Essa conscientização ajudará você a perceber quando seu filho está pronto para se ligar a outras pessoas. Você não pode forçar alguém a fazer, dizer ou entender algo sem que ele esteja pronto. O fato de Max aceitar a ajuda de Seth é mais uma prova disso; ele a aceitou porque estava *pronto* para isso. Assim que estiver disposto a receber ajuda, você poderá arranjar quantos parceiros quiser ou precisar. Não tenha receio de dar boas-vindas a pessoas positivas; esteja sempre pronto para estabelecer novas parcerias. Quando não consigo resolver algum problema na minha vida, eu procuro Pamela Cooper ou Diane Rosenthal, duas mulheres muito poderosas e sábias — Pamela, uma psicoterapeuta razoavelmente convencional, mas dotada de uma técnica espiritual e afetuosa; Diane, como já disse, uma especialista em metafísica (e em terapia de regressão a vidas passadas). A visão e o entendimento que elas me proporcionaram foram inestimáveis. Eu as considero minhas grandes parceiras na vida, e espero ter muitas outras parceiras como elas.

Também desejo o mesmo para o meu marido, para o meu filho e para você. Aceite toda a ajuda que está a seu dispor. Disponha-se a ouvir e a falar, a dar e a receber. Algumas vezes, você e seu parceiro ficarão bloqueados; peça a alguém para ajudá-los a ver a situação de um outro ângulo. *Amplie* a parceria, deixando que outras pessoas ajudem vocês. Como eu já sugeri, recorrer a uma terapia em geral é uma boa idéia, especialmente quando você chega a um ponto em que não consegue mais lidar com os problemas sozinho. Não é nada produtivo culpar as outras pessoas pelos seus problemas —

dizer "*Meu parceiro* precisa de ajuda". Você precisa de ajuda para aprender a lidar com o problema que está enfrentando.

No entanto, nunca deixe de respeitar o tempo que você ou seu parceiro — marido, mulher, amigos, parentes, filhos — precisa para chegar à etapa seguinte da vida. É essencial respeitar o tempo de cada um. Há uma passagem de *Zorba, o Grego*, de Nikos Kazantzakis, que trata com clareza dessa questão do tempo de cada um. Zorba fala de um casulo que encontrou quando este estava prestes a se romper e revelar uma borboleta. Ele ficou impaciente com o processo. Queria ver a linda borboleta aparecer logo e, por isso, decidiu ajudar a natureza soprando dentro do casulo para que ele esquentasse e se rompesse mais depressa. Kazantzakis escreve:

> O casulo se abriu, a borboleta começou a rastejar lentamente para fora, e eu nunca vou esquecer o meu horror quando vi suas asas fechadas e enrugadas; a infeliz borboleta tentava, com todo o seu corpo trêmulo, abrir as asas. Curvado sobre o pequeno inseto, eu tentava ajudar, soprando sobre ele. Em vão.
> Era preciso ter esperado pacientemente que o casulo eclodisse, e que as asas gradualmente se abrissem com o calor do sol. Agora era tarde. Com meu hálito quente, forcei a borboleta a aparecer, toda amarfanhada, antes do tempo. Ela lutava desesperadamente e, em poucos segundos, morreu, na palma da minha mão.
> Aquele pequeno corpo é, tenho certeza, o maior peso que carrego na consciência. Pois hoje eu sei que é um pecado mortal violar as grandes leis da natureza. Não devemos ter pressa, nem ser impacientes, mas obedecer, confiantes, ao ritmo eterno.

Quando damos ouvidos aos nossos instintos, que são tão claros, estamos dando ouvidos a nossa intuição. Sabemos intuitivamente essa verdade sobre a qual Kazantzakis escreveu; sabemos que precisamos sair do caminho das pessoas para que elas possam encontrar, no tempo certo, seu próprio caminho. Essa intuição vem do eu superior, o eu *sábio*, que ajuda você a tomar as decisões certas na vida. Por isso, sempre que temos de tomar uma decisão, com relação à nossa própria vida ou à daqueles que estão sob nossa proteção, tudo o que precisamos fazer é *desanuviar* a mente — afastarmo-nos do caos e da confusão momentânea da vida diária e restabelecer a ligação com nosso eu superior, com nossa intuição. Mas se perdermos contato com essa força, distanciarmo-nos de nós mesmos e deixarmos que o parceiro tome posse dessa força e tente controlá-la, deixaremos de ter essas introvisões e acabaremos por ensinar o caos aos nossos filhos.

O que costuma nos afastar do nosso verdadeiro eu é uma das emoções mais devastadoras do mundo: o medo. O medo é uma emoção causada pelo receio de fracassar ou de passar por sofrimento físico ou emocional. É uma inquietude que persiste dentro de nós, uma dúvida quanto à nossa própria força. Se não encararmos nossos medos de frente, acabaremos renunciando à vida, perdendo a chance de ser bons parceiros, de estar em contato com o nosso verdadeiro eu. Felizmente, o poder do amor está dentro de todos nós — e é muito mais forte do que o medo. E você pode beber dessa fonte de energia sempre que quiser. Sua alma tem muitas lições para aprender nesta vida, com a ajuda dos outros. E as outras almas também receberão ajuda, por meio da parceria, para aprender as lições que precisam aprender. O amor, como a borboleta que sai do casulo, é a meta que todos nós buscamos. Respeite a borboleta que luta para nascer em você, nos seus parceiros e na alma dos seus filhos.

PARA CHEGAR AO CORAÇÃO DO SENHOR

Orações Inspiradas nos Salmos de Davi

Yara Beduschi Coelho

"Foi por acreditar na bondade divina, no seu amor incondicional pela humanidade como um todo e por cada um de nós em particular, e por aceitar a palavra do Senhor como fonte de inspiração e verdade, que fui até a Bíblia buscar orações que me ajudassem a falar com Deus.

"Nessa busca, os Salmos surgiram como uma esperança de conhecimento, fé, poder e realização. Com a ajuda dos Salmos, acabei por encontrar minhas próprias palavras para orar, e passei a registrá-las. Essa inspiração me levou a reavaliar os meus sentimentos, a minha religiosidade e espiritualidade. Passei a acreditar no poder da oração, na bondade divina e, sobretudo, aprendi que Deus me ama e traça meus caminhos para que eu possa evoluir e elevar meu espírito na Sua direção.

"A orientação das preces contidas neste livro é no sentido de que primeiro *eu* melhoro, *eu* perdôo, *eu* amo o meu semelhante, para então receber a promessa de amor eterno de Deus. As preces são de luz e amor, de fé, perdão, harmonia, esperança e caridade."

EDITORA PENSAMENTO

DESCOMPLICANDO A VIDA

Histórias de Esperança e de Coragem, Inspiração e Sabedoria

Michael J. Roads

Este livro contém uma seleção de histórias inspiradoras de calorosa simpatia, histórias engraçadas e profundamente comoventes, extraídas das aventuras e desventuras do casal Michael e Treenie Roads. Empenhados na busca de significado e de liberdade em suas vidas, eles descobrem, nas situações mais rotineiras do dia-a-dia, que muitas vezes as respostas são desconcertantemente simples.

"Para a maioria de nós — afirma Michael Roads na introdução — a vida é agitada, perpetuamente agitada. A correria diária, para nós que temos de enfrentar ônibus, trens e metrô, põe nossos nervos à prova, e o ritmo que temos de seguir, bem como os problemas que temos de suportar no trabalho exercem sobre nós uma pressão diária. Por outro lado, complicações da vida familiar consomem todo o tempo livre que conseguimos conquistar para nós. E ficamos tão ocupados, tão pressionados, tão intensamente emaranhados na pressa global que agita a vida que nos esquecemos do poder de tudo o que é simples. Este livro é um lembrete."

* * *

Michael J. Roads nasceu no Reino Unido e emigrou para a Austrália com sua esposa, Treenie, em 1964. O casal dedicou-se à agricultura na Tasmânia, ilha situada ao sul do continente australiano. Depois de alguns anos de prática, Michael tornou-se um perito em agricultura orgânica e um consultor muito respeitado nesse ramo de atividade. Fundadores da Comunidade Homeland inspirada no modelo de Findhorn, da Escócia, Michael e Treenie moram hoje em Queensland, na Austrália.

EDITORA PENSAMENTO

NÃO TEMAS O MAL
O Método Pathwork para a Transformação do Eu Inferior

Eva Pierrakos e *Donovan Thesenga*

"*Não Temas o Mal* apresenta a idéia do mal em abordagem prática e moderna que nos ajuda a encarar nossas experiências negativas sob uma nova luz que irá transformar nossa dor pessoal em alegria e prazer."

Barbara Ann Brennan, autora de *Mãos de Luz*, publicado pela Editora Pensamento.

"Você não é uma pessoa má. Eu não sou uma pessoa má. Contudo, o mal existe no mundo. De onde ele vem?

"As coisas más que são feitas sobre a Terra são praticadas por seres humanos. Nós não podemos pôr a culpa disso nas plantas ou nos animais, numa doença infecciosa ou em influências nefastas do espaço sideral. Mas, se você e eu não somos maus, quem é mau?

"Aqueles dentre nós que estudaram e praticaram o *Pathwork* de Eva Pierrakos descobriram, com um sentimento de alívio, que esses ensinamentos fornecem o elo perdido crucial que até aqui tem escapado às considerações da religião e da psicologia.

"A vasta maioria das transmissões espirituais da atualidade, ou material canalizado, concentra-se na bondade essencial dos seres humanos, na nossa natureza divina final. E essa é uma mensagem valiosa para o nosso tempo. Mas o que faremos com o nosso "lado escuro"? De onde ele vem, por que é tão difícil de ser tratado e como devemos lidar com ele?

"É nas respostas a essas questões que repousa o valor principal deste livro. A transmissão que veio através de Eva Pierrakos ensina-nos que alguma forma de mal pode ser encontrada no coração de cada ser humano, mas que ele não precisa ser temido ou negado. Um método é oferecido para que possamos ver claramente o nosso "lado escuro", compreender suas raízes e causas e, o que é mais importante, transformá-lo. O resultado dessa transformação será paz no coração humano, e só depois que esta for alcançada é que haverá paz na Terra."

Donovan Thesenga

EDITORA CULTRIX

ESCUTANDO A SUA VOZ INTERIOR

Douglas Bloch

Na busca para encontrar e expressar totalmente o nosso objetivo na vida, este novo livro de Douglas Bloch é um guia indispensável que nos mostra que a verdadeira fonte da sabedoria está dentro de nós. Essa fonte de divindade pode nos proporcionar toda a orientação de que precisamos para reconhecer e realizar nossos desejos e necessidades específicos e nos ajuda a buscar e a encontrar a felicidade.

Escutando a sua Voz Interior é uma nova coletânea de afirmações e meditações que levam o leitor a

- se conhecer intimamente e descobrir qual é o principal objetivo da sua vida;
- optar, conscientemente, pela realização desse objetivo;
- permitir que o Universo o oriente e o ajude;
- colher as recompensas de uma vida cheia de alegria e de paz.

Este livro destina-se a todos aqueles que estão dispostos a viver uma vida de abundância, inspirada e cheia de realizações. A voz interior da verdade está continuamente pedindo para ser ouvida, levando-nos a abrir portas de cuja existência não tínhamos sequer notícia.

* * *

Leia também, do mesmo autor, *Palavras que Curam*, publicado por esta Editora.

EDITORA PENSAMENTO

A DÁDIVA DA ESPERANÇA

Robert L. Veninga

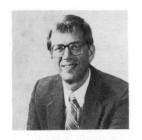

"Como sobreviver às armadilhas que a vida semeia no nosso caminho? Como sobreviver à perda de entes queridos? Como acreditar em Deus, ou na sacralidade da vida, quando tudo o que a faz rica e bela nos é repentinamente arrebatado?"

Decidido a encontrar as respostas, Robert Veninga foi ao encontro de centenas de pessoas que lhe contaram a experiência do sofrimento e como ficaram depois dele. "Aprendi muito durante esse processo. Aprendi que as pessoas podem tornar-se muito coléricas; mas também muito ternas. Aprendi que as pessoas se sentem muito solitárias após o sofrimento; mas também encontram uma força antes desconhecida. Acima de tudo, aprendi sobre a fé: por que as pessoas a abandonam e afinal retornam a ela, e como a fé conforma e sustenta, quando tudo o mais parece desolação e desânimo."

Em *A Dádiva da Esperança,* Robert Veninga reparte com o leitor suas descobertas de como superar a amargura. Descreve primeiro os estágios do sofrimento e suas características; fala depois das estratégias para a sobrevivência, refletindo finalmente, de forma reconfortante, sobre as situações extremas, quando a dor decididamente não se extingue e a morte parece a única solução.

Escrito em linguagem agradável e viva, calcado todo na realidade dos que sofreram a dor e a amargura, *A Dádiva da Esperança* inspira, apazigua a alma e oferece alternativas e alívio, mostrando como sair das profundezas do desespero e do desânimo e enxergar que na essência da vida humana se encontram os elementos fundamentais que ajudam muitos "heróis comuns" a sobreviverem: a aceitação, o perdão e a esperança.

EDITORA CULTRIX

ALEGRIA E TRIUNFO

Eis um livro que apresenta verdadeiras receitas contra a angústia, o medo, a incerteza, a falta de confiança própria e outros obstáculos que, somados, resultam no "atraso de vida".

Nele não encontrará o leitor nenhum ritual cabalístico ou fórmula misteriosa, de difícil enunciação, mas simplesmente os meios de despertar em seu íntimo as poderosas forças do Eu Superior ou seu Cristo Interno.

Com efeito, desde a leitura de suas primeiras páginas, sentimo-nos animados daquela *fé dinâmica*, que tantos prodígios tem realizado no mundo.

Fugindo ao processo adotado pela maioria dos tratadistas da matéria em questão, o autor procurou demonstrar como devemos aplicar a Fé em nossa vida prática, citando centenas de animadores exemplos, em que a alegria e o triunfo voltaram a brilhar na vida dos desesperados e necessitados.

"O vosso Eu Sou, ou Cristo Interno, é o vosso deus pessoal ou a partícula divina em vós, *a qual tem todas as qualidades de Deus e todos os poderes para realizar as vossas aspirações*, desde que não sejam prejudiciais às dos outros."

Baseados neste princípio citado pelo autor, repetindo as *afirmações especiais* oferecidas para casos de urgência, sentimos tamanha convicção da existência do *poder interno* que possuímos, que dificilmente voltaremos a ser dominados pelos nossos piores inimigos: a angústia, o ódio, o ressentimento, o temor das dívidas e outras torturas que, em geral, acabrunham a maior parte da Humanidade.

Como os pensamentos negativos abatem o nosso sistema nervoso, prejudicando a nossa saúde física e moral, notarão os que seguirem os conselhos e os contagiantes exemplos apontados no livro que, ao cabo de pouco tempo, estarão com boa disposição mental e saúde normal.

"*É vontade de Deus que prospereis e vivais na abundância de tudo o que é bom e desejável.*"

Ora, mantendo viva essa afirmação em nosso espírito, fortalecemos o nosso subconsciente e passamos a repelir a idéia de que viemos a este mundo para cumprirmos uma "provação" de miséria, fome, pobreza...

Deus nos vê como seres perfeitos, *criados à sua imagem e semelhança*, possuindo poder e domínio.

Essa é a perfeita idéia de nossa entidade, registrada na Mente Divina, à espera do nosso reconhecimento, pois só poderemos manifestar o que a nossa mente puder ver que somos e alcançarmos *aquilo que ela nos vê alcançando*.

Portanto, mediante a disciplina da imaginação e os esplendores da Fé Dinâmica, tão bem apresentada neste livro, terá o leitor a chave da sua alegria e seu triunfo!

Ilustrado com inúmeros exemplos de difíceis problemas, que encontraram rápida solução *através da força interna que possuímos*, o livro apresenta ao leitor muitos casos que lhe dizem respeito, como também aos seus familiares e amigos, apontando-lhes uma saída salvadora.

É o que a todos desejamos, para que doravante possam viver com alegria e triunfo!

EDITORA PENSAMENTO